Pflege PRAXIS

Jutta König | Claudia Zemlin

100 Fehler im Umgang mit Menschen mit Demenz

Wertschätzender kommunizieren – Biografischer pflegen & betreuen – Milieuorientierter arbeiten

5., aktualisierte Auflage

schlütersche

Jutta König ist Altenpflegerin, Pflegedienst- und Heimleitung, Wirtschaftsdiplombetriebswirtin Gesundheit (VWA), Sachverständige bei verschiedenen Sozialgerichten im Bundesgebiet sowie beim Landessozialgericht in Mainz, Unternehmensberaterin, Dozentin in den Bereichen SGB XI, SGB V, Heimgesetz und Betreuungsrecht. Tätig im gesamten Bundesgebiet für Auftraggeber der privaten Trägerschaft, Trägerschaften der Kirche, der Wohlfahrtsverbände und öffentliche Trägerschaften.

Dr. Claudia Zemlin ist klinische Psychologin, Fachpsychologin der Medizin, PBD-Gerontologin, PGD dementia studies, Gesprächspsychotherapeutin, Verhaltenstherapeutin, DCM-Trainerin und anerkannte Böhmlehrerin beim Europäischen Netzwerk für Psychobiographische Pflegeforschung nach Prof. Erwin Böhm. Sie ist zurzeit externe Lehrbeauftragte im Masterstudiengang Multiprofessionelle Versorgung von Menschen mit Demenz und chronischen Einschränkungen an der Universität Witten/Herdecke.

»Ihre persönliche Grundhaltung und Ihre Einstellung zum Menschen mit Demenz ist die Grundvoraussetzung für alles, was Sie in der Pflege und Betreuung tun.«

JUTTA KÖNIG & CLAUDIA ZEMLIN

Bibliografische Information der Deutschen Nationalbibliothek
Die Deutsche Nationalbibliothek verzeichnet diese Publikation in der Deutschen Nationalbibliografie; detaillierte bibliografische Daten sind im Internet über http://dnb.de abrufbar.

ISBN 978-3-8426-0844-3 (Print)
ISBN 978-3-8426-9078-3 (PDF)
ISBN 978-3-8426-9079-0 (EPUB)

5., aktualisierte Auflage

Hans-Böckler-Allee 7, 30173 Hannover
buchvertrieb@schluetersche.de
www.schluetersche.de

Titelbild: Viacheslav Iakobchuk – stock.adobe.com
Covergestaltung und Reihenlayout: Lichten, Hamburg
Satz: Sandra Knauer Satz · Layout · Service, Garbsen
Druck und Bindung: CPI Druckdienstleistungen GmbH, Erfurt

Inhalt

Vorwort

Demenziell Erkrankte bilden die wohl größte Gruppe von Pflegebedürftigen. Deshalb freuen wir uns, Ihnen dieses Buch zu präsentieren, denn all die strittigen Punkte und Diskussionen rund um das Thema Demenz, das Verhalten und die typischen Fehler im Umgang mit dieser Personengruppe, sind uns seit Langem ein Anliegen.

In vielen Seminaren und Beratungsterminen tauchen immer wieder die gleichen Fragen auf bzw. zeigen sich die immer gleichen Probleme im Umgang mit Menschen mit Demenz. Die hier aufgeführten Fehler und Beispiele entstanden aufgrund jahrelanger Erfahrungen bei Untersuchungen mit dem Dementia-Care-Mapping (DCM)-Verfahren und bei Beratungsterminen zur Qualitätssicherung bei Dutzenden verschiedener Unternehmen in Deutschland.

Info

Der Expertenstandard »Beziehungsgestaltung in der Pflege von Menschen mit Demenz« findet in unseren Empfehlungen zum Umgang mit den Klienten selbstverständlich Eingang.

Wir nutzen in unserem Buch ausdrücklich nicht den Begriff »Patient« oder »Bewohner«. Wir nennen Menschen, die in einigen Bereichen des Lebens der Hilfe bedürfen, Klienten. Klient ist nach der Definition ein Mensch, der in Teilbereichen schutzbedürftig ist und hierbei eine Vertretung benötigt. Unsere Funktion als Pflegende und Begleitende sollte sich daher nur auf die Kompensation der Hilfsbedürftigkeit in jenen Bereichen beschränken, die der Klient nicht mehr selbst übernehmen kann. Keinesfalls dürfen wir anderen Menschen, nur weil sie in Teilbereichen hilfsbedürftig werden, alles wegnehmen und durch Neues ersetzen. Wenn wir Menschen aufgrund ihrer lediglich teilweisen Einschränkungen, als »Patient« oder »Bewohner »bezeichnen, nehmen wir ihnen oft die eigene Identität und Perspektive.

Definition **Klient**

Klient ist »synonym für Mandant und Mandantin, Auftraggeber.« Klient: »... jemand der Rat, Hilfe bei jemanden sucht, ... Interessen wahrzunehmen.« Herkunft des Wortes Klient: »... jemand, der Anlehnung gefunden hat.«*

* www.duden.de

Wir verstehen unter einem Klienten jemanden, der lediglich eine Art »Prothese« benötigt, um sein Leben selbstständig weiterzuführen. Ein Klient ist also beispielsweise ein Mensch mit einer Beinamputation, der nur in diesem Zusammenhang eine Unterstützung (Prothese) benötigt, um selbst weiterlaufen zu können. Das gilt auch für einen Menschen mit Demenz. Er braucht keine überversorgende, entmündigende Pflege, sondern eine Umgebung und Begleitung, die auch ihm selbstständiges Handeln ermöglicht. Er benötigt nicht mehr und nicht weniger.

Dieses Büchlein allein kann Ihnen keinen Erfolg beim Umgang mit Menschen mit Demenz garantieren, aber es soll Ihnen zeigen, dass Ihre persönliche Grundhaltung und Einstellung die Grundvoraussetzung für jegliches Tun in der Pflege ist.

Hierfür erläutern wir Zusammenhänge zwischen Haltung, Milieu, Kommunikation, Biografie und herausforderndem Verhalten. Wir möchten Ihnen in anschaulicher Art und Weise die typischen Fehler im Umgang mit Menschen mit Demenz aufzeigen. Denn: Aus Fehlern lernt man.

Wiesbaden und Berlin, im Juni 2020

Jutta König
Dr. Claudia Zemlin

Wichtig

Verweise auf die Qualitätsprüfungs-Richtlinien (QPR)

Bei dieser aktualisierten Auflage beziehen wir uns auf die aktuellen »Richtlinien des GKV-Spitzenverbandes über die Prüfung der in Pflegeeinrichtungen erbrachten Leistungen und deren Qualität nach § 114 SGB XI (Qualitätsprüfungs-Richtlinien – QPR)« vom Mai 2019, die im Internet https://www.mds-ev.de/richtlinien-publikationen/richtlinien-/-grundlagen-der-begutachtung/mdk-qualitaetspruefungen.html als PDF vorliegen bzw. als Broschüre bestellt werden können. Die Seitenangaben können daher von der Druckversion abweichen.

1 Erläuterungen

1.1 Definition der Demenz nach ICD-10

»Demenz (F00 bis F03) ist ein Syndrom als Folge einer meist chronischen oder fortschreitenden Krankheit des Gehirns mit Störung vieler höherer kortikaler Funktionen, einschließlich Gedächtnis, Denken, Orientierung, Auffassung, Rechnen, Lernfähigkeit, Sprache und Urteilsvermögen. Das Bewusstsein ist nicht getrübt.«[1]

Für die Diagnose einer Demenz müssen die Symptome nach ICD über mindestens sechs Monate bestanden haben (vgl. Dilling et al. 2000). Die Sinne (Sinnesorgane, Wahrnehmung) funktionieren im für die Person üblichen Rahmen. Gewöhnlich begleiten Veränderungen der emotionalen Kontrolle, des Sozialverhaltens oder der Motivation die kognitiven Beeinträchtigungen; gelegentlich treten diese Syndrome auch eher auf. Sie kommen bei Alzheimer-Krankheit, Gefäßerkrankungen des Gehirns und anderen Zustandsbildern vor, die primär oder sekundär das Gehirn und die Neuronen betreffen.

1.2 Definition der Demenz im DSM-IV

Die kognitiven Defizite verursachen eine signifikante Beeinträchtigung der sozialen und beruflichen Funktionen und stellen eine deutliche Verschlechterung gegenüber einem früheren Leistungsniveau dar. Sie treten nicht im

---

[1] https://www.dimdi.de/static/de/klassifikationen/icd/icd-10-gm/kode-suche/htmlgm2018/block-f00-f09.htm, Zugriff am 11. 06. 2020

Rahmen einer rasch einsetzenden Bewusstseinstrübung oder eines Delirs auf.

Zur Beeinträchtigung des Gedächtnisses muss noch mindestens eine der folgenden Störungen hinzukommen:

- Aphasie: Störung der Sprache,
- Apraxie: beeinträchtigte Fähigkeit, motorische Aktivitäten auszuführen,
- Agnosie: Unfähigkeit, Gegenstände zu identifizieren bzw. wiederzuerkennen,
- Störung der Exekutivfunktionen, d. h. Planen, Organisieren, Einhalten einer Reihenfolge[2].

Liest man diese Definitionen, dann schiebt sich für viele, die Menschen mit Demenz begleiten und pflegen, die Frage in den Vordergrund: Wie kann man die Lebensqualität bei Menschen mit Demenz entwickeln und sichern?

In den letzten Jahren wurde dieses Thema in Fachkreisen fokussiert und diskutiert. Alte Pflegekultur, die vor allen Dingen somatische Aspekte berücksichtigt, und neue Pflegekultur, die die psychosozialen Aspekte des Betroffenen in den Pflegefokus setzen (Kitwood 1997, 2000), prallen aufeinander. Man macht sich Gedanken, wie man Lebensqualität erzeugen kann und welche Faktoren hierbei hinderlich sind. Ein wesentlicher Aspekt ist die Entwicklung einer Haltung gegenüber den betroffenen Menschen, einer Haltung, die psychische und physische Bedürfnisse erkennt und Lebendigsein zulässt – trotz Demenz:

- Wie entfalte ich Hoffnung als eine wichtige Einstellung, die die begleitende Umwelt annehmen muss?
- Wie schaffe ich gute Kontakte und fördernde Bedingungen, die eine Lebensqualität ermöglichen?
- Welche Fortbildung brauche ich, um Lebensqualität für die Pflegebedürftigen zu entwickeln?

---

[2] Vgl. http://de.wikipedia.org/wiki/Demenz#Definition_der_Demenz_nach_ICD_10, Zugriff am 11. 06. 2020

Tracy Lintern identifizierte einige Haltungen, die es Pflegenden erschweren, einen optimalen Raum für ein Zusammenleben mit Menschen mit Demenz zu erzeugen. Die Beschäftigung mit der eigenen Einstellung hilft, den eigenen Standpunkt zu erkennen, den Bedarf an Wissen zu ermitteln und Prozesse in Bewegung zu bringen, die Lebensqualität möglich machen (vgl. Zemlin & Müller-Hergl 2008). Einige Einstellungen, die Lintern mit dem ADQ (»Approaches to Dementia Questionnaire: An attitude scale for use with dementia care staff«), einem Erhebungsbogen zur Ermittlung von Haltungen in der Pflege, erfragte, werden hier hervorgehoben, da sie nach unseren Beobachtungen weitverbreitet scheinen (vgl. Fehler 1 bis 12).

Damit bezeichnet man Verhaltensweisen, die von pflegenden und begleitenden Mitarbeitern ausgehen und die negativ auf den Menschen mit Demenz wirken. Jemandem die Macht zu nehmen, etwas zu tun oder entscheiden zu können, jemanden nicht wertzuschätzen oder wie ein Objekt zu behandeln – dies sind Verhaltensweisen, die das Personsein untergraben und besonders häufig Menschen treffen, die nicht mehr »der Norm« entsprechen. Kitwood (2000) sieht dieses Verhalten im Rahmen einer malignen (= bösartigen) Sozialpsychologie. Der Grund für diese Verhaltensweisen ist nicht böswillige Absicht, sondern eine alte Kultur, die sich in allen Bereichen, wo Menschen in soziale Kontakte und besonders in Abhängigkeiten kommen, nachweisen lässt. Diese Zeichen der alten Kultur aufzudecken und schließlich zu vermeiden, sollte Ziel von Pflegeprozessanalysen sein.

Das DCM-Verfahren, das auf dem personzentrierten Ansatz von Kitwood basiert, unterscheidet verschiedene Formen von personalen Detraktionen, die DCM-Anwender häufig beobachten. Durch die folgende Darstellung, insbesondere bei der Diskussion der Fehler 13 bis 30, die den pflegerischen Alltag betreffen, wollen wir Pflegende auch auf personale Detraktionen milderer Form aufmerksam machen (vgl. Kitwood 1997, 2000).

Biografisches Arbeiten ist eine Voraussetzung, um individuelle Pflege zu ermöglichen. Pflegerische Konzepte, die den Anspruch haben personzentriert zu sein, brauchen dringlichst eine klare Aussage darüber, wie Biografierarbeit verankert ist, um die Zielsetzung, Zugänge zu den Bedürfnissen, Wünsche und Interessen einer Person zu erkennen.

Die Biografie eines Menschen beleuchtet dessen Lebensgeschichte aus seiner eigenen Perspektive vor dem Hintergrund der gesellschaftlichen und zeitgeschichtlichen Prägung.

Jeder Mensch ist ein Kind seiner Zeit, was bedeutet, dass die persönliche Entwicklung eines Individuums sowohl durch zeitgeschichtliche Erlebnisse als auch durch die konkrete Lebenssituation in der Familie geprägt ist.

Biografie ist erzählte Erinnerung. Dabei sind die Ziele: Selbsterkenntnis, Selbsthilfe (Eigentherapie), Rechenschaftsbericht, Versuch der Selbstfindung und Entscheidungshilfe.

Biografie ist die Basis für das Verständnis dafür, was einen Menschen bewegt, antreibt, wie er Lebenssituationen bewältigt und seinem Leben Sinn gibt.

Nur wenn Pflegende bereit sind, sich Klienten mit einer angemessenen »Geschichtsfühligkeit« (Böhm 2013), mit einem Interesse an dem Leben des Klienten vor dem Pflegeheim zu nähern, kann Pflege wirklich individuell gestaltet und somit erfolgreich sein. Wenn Pflege auch Seelenpflege sein soll, dann bedarf es eines psychobiografischen Ansatzes, damit die Frage: »Was mache ich bei wem und warum?« sinnvoll beantwortet werden kann.

Dabei ist es wichtig, dass Pflegende wissen, dass ihre eigene Biografie ein bedeutender Aspekt in ihrem Handeln ist. Die eigene Biografie bestimmt oft die Art und Weise, wie jemand pflegt. Gerade in einer Dyade, wo der Klient mit Demenz in ständig zunehmende, auch emotionale Abhängigkeit vom Umfeld gerät, müssen sich Pflegende ihre selbstreflektorische Verantwortung bewusst machen. Nur unter dieser Bedingung kann gefühlsbiografisches Arbeiten dazu führen, dass sich eine »verstehende Pflege statt eine verständliche Pflege« (Böhm 2013) entwickeln kann (Zemlin & Radzey, 2014, S. 60–61).

Obwohl dies besonders bei den Fehlern 70 bis 74 thematisiert wird, muss man davon ausgehen, dass biografisches Wissen und Verständnis Basis für jedes pflegerische Handlung sein sollte.

2 Die eigene Haltung

1. Fehler: Annahme, man könne für die betroffenen Menschen nichts mehr tun

Das ist mit Sicherheit eine Annahme, die in einem viel umfassenderen Maße diskutiert werden muss. Sie hat dramatische Folgen in der täglichen Begleitung von Menschen mit Demenz. Diese Haltung, bei der Demenz mit Hoffnungslosigkeit gleichgesetzt wird, stammt, wie Kitwood (1997) es beschreibt, aus der alten Pflegekultur, die Demenz als eine das zentrale Nervensystem zerstörende und somit die Identität und Person vernichtende Erkrankung ansieht, der kein Mittel entgegenwirken kann.

Fakt: Diese Annahme raubt den Angehörigen und Pflegekräften jegliche Zuversicht. Sie halten ihr Tun nur für eine Begleitung, die den Zustand gerade so erträglich machen kann. Diese Hoffnungslosigkeit führt geradewegs zu einer Pflege, die wesentliche psychische Bedürfnisse eines Menschen mit Demenz nicht erfüllt, weil sie sie nicht als solche erkennt. Die Pflegebedürftigen verkümmern, weil sie kaum wertschätzende Kontakte und Einbindung in Lebensaktivitäten erleben. Das aber ist das Ergebnis der Pflege – nicht der Demenz.

Fazit **Demenz als eine Form der Behinderung**

Kitwood (1997, 2000) betrachtet die Demenzerkrankung als eine Form der Behinderung, deren Bewältigung im überwiegenden Maße von der Qualität der Pflege abhängt. Es kommt also darauf an, dass Pflegende Kenntnisse entwickeln, um für den Menschen mit Demenz eine fördernde und ermutigende Umgebung zu schaffen, sodass er sein Leben von Tag zu Tag mit Optimismus meistern kann.

2. Fehler: Annahme, Menschen mit Demenz benötigten eine feste Tagesstruktur

Bei dieser Fehler-Formulierung handelt es sich um eine Aussage, die, wenn sie allgemeingültig festgelegt wird, falsch ist. Individuelle Rituale sind davon unberührt. Wer glaubt, dass er Menschen mit Demenz nur durch einen starren Tagesablauf »lenken« kann, berücksichtigt keine individuellen Schwankungen, keine Launen, plötzlich auftretende Wünsche oder andere Bedürfnisse, die den Einzelnen ausmachen.

Fakt: Es mag sein, dass es Pflegebedürftige gibt, die von festen Abläufen profitieren. Aber oft ist es so, dass feste Abläufe den Menschen entmündigen und ermüden. Vorteilhaft ist ein solcher Ablauf nur für die Pflegenden, die den Pflegebedürftigen in einen überschaubaren Rahmen pressen, der ihm wenig Gelegenheit für Unvorhersehbares lässt – quasi eine kontrollierbare Situation, die kaum Risiken birgt. Leben ist etwas anderes! Dieses Verhalten der Pflegenden kann sehr unterschiedliche Gründe haben. Oft hat es mit der Haltung gegenüber Menschen mit Demenz zu tun. Betrachtet man diese Menschen, als seien sie nur noch durch starre Grenzziehung beherrschbar, weil ansonsten das Chaos herrsche, dann spricht das für Unwissenheit, Unsicherheit und Angst vor Überforderung. Hier benötigen die Pflegenden Hilfe!

Tipp
Neben unterstützenden Schulungen sind auch Hospitationen in Einrichtungen hilfreich, die eine andere, eine neue Pflegekultur leben.

3. Fehler: Annahme, Menschen mit Demenz könnten keine Entscheidungen mehr treffen

Jeder Pflegende, der Menschen mit Demenz begleitet, weiß aus seiner täglichen Erfahrung, dass Pflegebedürftige fortwährend eigene Entscheidungen treffen. Sie laufen über den Flur, nehmen Dinge mit, sprechen andere Personen an oder äußern laut, wenn ihnen bestimmte Dinge nicht passen.

Fakt: Hinter dieser fehlerhaften Annahme, dass Menschen mit Demenz keine Entscheidungen mehr treffen können, steht eigentlich die Meinung, dass Menschen mit Demenz nicht immer Entscheidungen in der Form treffen, wie Pflegende es wünschen. Da allgemein davon ausgegangen wird, dass nur kognitiv nicht eingeschränkte Menschen richtige Entscheidungen treffen können, werden Entscheidungen von Menschen mit Demenz folglich oft nicht ernst genommen

Beispiel Frau Müller und das Mittagessen

Frau Müller sitzt seit der Frühstücksgruppe, in der sie ein üppiges Frühstück zu sich genommen hat, im Gruppenraum. Sie lauscht interessiert einem Gespräch über das Thema »Einwecken«. Leider kann sie aufgrund ihrer Erkrankung kaum mehr etwas verbal beisteuern. Obststückchen werden herumgereicht und Frau Müller greift mit viel Appetit zu. So vergeht die Zeit bis zum Mittag.
Das Mittagessen naht und Frau Müller entscheidet sich, zu gehen. Diese Entscheidung wird von einer neuen Mitarbeiterin, die die Mittagsgruppe

leitet, als »falsch« eingeschätzt. Sie vermutet, dass Frau Müller vergessen hat, dass es Mittagessen gibt. Die neue Mitarbeiterin findet aber, dass Frau Müller jetzt eine warme Mahlzeit braucht und später kaum noch Gelegenheit dazu hat. Wer hat Recht? Frau Müller, die sich verständlicherweise mit gut gefülltem Magen gegen das Mittagessen entschieden hat, oder die Mitarbeiterin?

- Wie hätten Sie in dieser Situation reagiert?
- Hätten Sie die Entscheidung von Frau Müller akzeptiert?

4. Fehler: **Annahme, alle Menschen mit Demenz seien krank und müssten deshalb ständig betreut werden**

Wenn diese Meinung den Umgang mit allen betroffenen Menschen bestimmt, ist sie falsch. Vielen Menschen mit Demenz gelingt es durchaus, die meisten Dinge des täglichen Lebens zu meistern. Leider werden diese Fähigkeiten in Pflegeheimen oft regelrecht »weggepflegt«.

Fakt: Das »Überversorgtwerden« ist ein Symptom, an dem besonders Menschen mit Demenz zu Hause, aber insbesondere in Pflegeheimen leiden. Pflegende nehmen selbst die kleinsten Handgriffe ab und bringen Pflegebedürftige in eine völlig passive Position. Böhm spricht nicht von ungefähr von der »Pflege mit der Hand in der Hosentasche«. Es ist dort zu helfen, wo die Hilfe wirklich zur Selbsthilfe gebraucht wird. Alles abgenommen zu bekommen, sich um nichts mehr Gedanken machen zu müssen, führt dazu, dass der Lebenssinn eines Menschen, der tägliche Lebenskampf, vorbei ist und damit oft sein Leben an sich (vgl. Böhm 1999a). Viele Pflegenden neigen dazu, das Verhalten der Klienten zu kontrollieren, statt deren Bedürfnisse zu ergründen (vgl. Dementia Care Mapping 2014).

Tipp

Lassen Sie den Alltag zurückkehren. Lassen Sie den Menschen mit Demenz das Gefühl, dass sie gebraucht werden. Nehmen Sie ihnen nicht alle Entscheidungen und Handlungen ab, nur weil es etwas ungelenk aussieht, schwierig ist oder Sie helfen wollen.

5. Fehler: Annahme, bei Menschen mit Demenz müsse man immer investieren, bekäme aber kaum etwas zurück

Diese Meinung hängt oft eng mit den oben beschriebenen Haltungen (der Hoffnungslosigkeit gegenüber den Pflegebedürftigen und somit gegenüber dem Sinn der eigenen Arbeit, dem ständigen Kontrollanspruch und der Vorstellung einer alles abnehmenden Versorgungshaltung) zusammen. Ein Geben und Nehmen ist in dieser Konstellation kaum möglich.

Sich mit Menschen mit Demenz verbunden zu fühlen, mit ihnen gemeinsam den Tag zu verleben und somit eine Basis für ein Miteinander zu schaffen, bedarf tatsächlich einer anderen Haltung. Diese zu entwickeln, ist häufig ein Prozess, der nicht nur vom einzelnen Pflegenden abhängt, sondern auch von den umgebenden Faktoren. Leider kommt es oft vor, dass Pflegekräfte Dinge verändern wollen, um Pflegequalität und somit Lebensqualität zu entwickeln. Sie werden dann aber von alten Pflegemeinungen in Form von eingrenzenden Strukturen ausgebremst. Andererseits sprechen auch Pflegende offen darüber, dass sie nicht mit demenziell Erkrankten arbeiten könnten und sich überfordert fühlten. Diese Aussagen sollte man ernst nehmen. Es ist daher wichtig, bei der Personalauswahl für solch spezielle Wohnbereiche auf Freiwilligkeit zu achten.

Fakt: Die Begleitung von Pflegebedürftigen mit einer demenziellen Erkrankung ist eine anspruchsvolle Tätigkeit. Das sollte jedem deutlich werden.

Fazit **Die Arbeitszufriedenheit erhöhen**

Wenn Pflegende unter guten Bedingungen reaktivierende Lebensbereiche für ihre Pflegebedürftigen entwickeln können, nimmt ihre Arbeitszufriedenheit deutlich zu. Ein geringer Krankenstand und wenig Fluktuation sind eindeutige Indikatoren. Dies zeigten Untersuchungen, die wir selber durchführten.

6. Fehler: Der Mensch mit Demenz soll lernen, dass er nicht der einzige Klient ist, der Hilfe benötigt

Häufig berichten Pflegekräfte oder pflegende Angehörige in Fallbesprechungen, dass ein Pflegebedürftiger durch Rufen oder Klammern »am Rockzipfel« der Pflegeperson seinen Wunsch nach Nähe und Kontakt ausdrückt. Diese Verhaltensweisen werden als aufdringlich und egoistisch empfunden. Oft fällt der Satz: »Der will nur Aufmerksamkeit haben!« Pflegende fühlen sich überfordert, hilflos und reagieren allzu oft mit Vermeidungsverhalten, indem sie dem Klienten ausweichen oder sein Bitten ignorieren.

Fakt: Man muss wissen, dass viele Pflegebedürftige durch die Symptome der Demenz oft die Orientierung im Alltag verlieren, sich verlassen fühlen und sich durch das Unvermögen, sich selber mit sinnvollen Tätigkeiten einen Halt zu geben, wie auf verlassenem Posten fühlen. Dies erzeugt Gefühle, die die Existenz bedrohen und dazu führen, dass die Betroffenen alles tun, um sich aus dieser Situation zu retten. Von einem Menschen, der nicht mehr weiß, wo er ist, was er tun kann und wie er auf seine Umwelt einwirken soll, kann man keine Rücksichtnahme auf andere erwarten. Das Nichterfüllen seiner Wünsche führt dazu, dass er sich umso mehr verlassen fühlt und die entsprechenden Verhaltensweisen eher noch zunehmen.

Info

Jeder Mensch hat Grundbedürfnisse, deren Erfüllung ihm Lebensqualität im Sinne von Geborgenheit und Sicherheit vermittelt. Kitwood (vgl. Müller-Hergl 2001) beschreibt dieses Vorgehen als »positive Personenarbeit«: Er nimmt an, dass sich die Bedürfnisse von Menschen mit und ohne Demenz nicht wesentlich unterscheiden.

Personalität lebt vom relativen Wohlbefinden, das durch vier Hauptkategorien bestimmt wird: Jeder Mensch muss vermittelt bekommen, dass er etwas wert ist, für andere zählt. Das Ich entwickelt sich und wird erhalten durch eigenes Tun. Jeder Mensch braucht das Gefühl, mit anderen befriedigend in Kontakt treten zu können – anzusprechen und angesprochen zu werden. Jeder Mensch braucht Hoffnung und Urvertrauen. In den Fallbesprechungen wird schnell deutlich, dass es Pflegenden hilft, wenn sie sich für den betreffenden Pflegebedürftigen diese Feststellungen bewusst machen.

7. Fehler: Menschen mit Demenz sollen einsehen, dass sie unselbstständiger sind und deshalb Hilfe annehmen müssen

Pflegende erklären oft, dass sie diesen Beruf gewählt haben, weil sie Menschen, die Unterstützung brauchen, helfen wollen. Betrachtet man nun die beschriebenen Symptome bei einer demenziellen Erkrankung, bei der der Aspekt der fehlenden Krankheitseinsicht ein wesentliches Merkmal sein kann, eröffnet sich hier ein Konfliktfeld. Besonders kritisch kann das in sehr intimen Situationen sein wie beispielsweise beim Waschen.

Beispiel **Beim Waschen wird »aufgepasst«**

Ein Pflegebedürftiger ist etwas unsicher auf den Beinen, soll sich aber im Bad vor dem Waschbecken waschen. Oft entscheiden sich Pflegekräfte in dieser Situation dazu, sich neben den Pflegebedürftigen zu stellen, um »aufzupassen«, dass ihm nichts geschieht. Bisweilen kommt es dann dazu, dass Pflegebedürftige sich nicht waschen und die Pflegekraft dann die Körperpflege übernimmt.

Betrachtet man diese Situation genauer, muss man sich fragen, wann wohl das letzte Mal ein anderer Mensch beim Waschen neben dem jetzt Pflegebedürftigen gestanden ist? Dies liegt sicher weit zurück in der Vergangenheit, womöglich in der Kindheit. Damals war es vermutlich die Mutter, die ihn gewaschen hat. Die Rollenverteilung war klar. Die Konstellation in der erwähnten Situation im Bad kann bei einigen Pflegebedürftigen dazu führen, dass sie passiv reagieren und alles über sich ergehen lassen, obwohl sie körperlich durchaus noch in der Lage wären, sich selbst zu waschen.

Beispiel **Abwehr aus Scham**

Es besteht das gleiche Szenario wie oben beschrieben, aber der Pflegebedürftige wehrt sich gegen das Waschen. Auch Sätze wie »Ich will Ihnen doch nur helfen!« nützen nichts. Aus welchem Grund? Es ist Scham! Auch wenn derselbe Pflegebedürftige gelegentlich nur im Hemd über den Flur läuft, kann Scham dazu führen, dass der Pflegebedürftige mit der Zweisamkeit im Bad überfordert ist.

Tipp

Schaffen Sie, soweit es geht, Möglichkeiten, damit der Pflegebedürftige allein im Bad sein kann. Lassen Sie ihn sich ggf. auf einen Stuhl setzen und geben Sie ihm Zeit. Vermeiden Sie das »totale Nacktsein«, versuchen Sie ihn einfach mal im Bademantel zu waschen. Wir haben mit dieser Vorgehensweise gute Erfahrungen gesammelt.

8. Fehler: Man muss nur konsequent genug sein, dann macht ein Mensch mit Demenz auch das, was richtig und notwendig ist

Wenn es um die Themenkreise »Trinken« und »Essen« geht, werden die Machtverhältnisse zwischen Pflegenden und Menschen mit Demenz oft sehr deutlich. Diejenigen, die nicht an einer Demenz leiden, entscheiden über die anderen, die durch ihre kognitiven Einbußen den Überblick über die notwendigen Dinge des täglichen Lebens verloren haben. Auf diese Gefahr des »2-Welten-Modells« machten Kitwood und seine Mitarbeiter aufmerksam (Kitwood 2000; Müller-Hergl 2006).

Fakt: Diese Einstellung führt dazu, dass Menschen mit Demenz als Person einfach nicht mehr ausreichend wahrgenommen werden. Das fängt bei einfachen Dingen an, wie z. B. wann der Pflegebedürftige wie viel oder wie schnell isst oder trinkt. Pflegende verfallen in ein Denkschema, in dem sie sich als Wächter über die körperlichen Belange eines Menschen mit Demenz fühlen. Das führt zu Äußerungen wie: »Sie müssen aber genug trinken!«, bei denen bereits beim Aussprechen des Satzes der Becher am Mund des Pflegebedürftigen »landet« und ihm dann Flüssigkeit eingeflößt wird. Interessanterweise hängt die Häufigkeit dieser Kontakte oft von der individuellen Entscheidung der diensthabenden Mitarbeiter ab, also dem eigenen Empfinden, wann es wieder notwendig sei, Flüssigkeit zu sich zu nehmen. Bestätigt fühlen sich Pflegende vielfach von den Vorgaben einzelner MDK-Mitarbeiter, wie viel ein Mensch täglich trinken sollte, und dem Anliegen, die negativen Folgen von Flüssigkeitsmangel zu vermeiden. Um aus diesem Dilemma herauszukommen, können die folgenden Vorgehensweisen hilfreich sein.

Tipp

Berücksichtigen Sie die individuellen Trinkgewohnheiten (Menge, bevorzugte Getränke zu bestimmten Tageszeiten und ggf. individuelle Trinkgefäße), die aus der Biografie bekannt sind. Besonders bei den individuellen Trinkmengen muss den Mitarbeitern bewusst sein, dass man jemanden, der sein Leben lang immer nur zu jedem Essen ein Glas getrunken hat, nicht plötzlich zu Trinkmengen von eineinhalb Litern pro Tag zwingen kann.

Schauen Sie auch in den Prüfkatalog des MDK: Dort finden sich keinerlei Hinweise auf Mindesttrinkmengen, lediglich den Hinweis darauf, dass das Selbstbestimmungsrecht von Menschen mit Demenz zu berücksichtigen ist.

Entwickeln Sie als angenehm empfundene Trinkrituale, wie z. B. bekannte Trinksprüche in geselliger Runde oder bekannte Trinkgefäße. Es ist nicht normal, alle Getränke eines Tages aus einem Plastikbecher zu sich zu nehmen (▶ 64. Fehler: Es werden immer Schnabelbecher zum Trinken eingesetzt).

Menschen mit Demenz lassen sich immer wieder animieren, wenn Pflegende sich mit an den Tisch setzen und selbst etwas trinken. Dasselbe trifft auch für das Essen zu. Vielfach konnten wir beobachten, dass Menschen mit Demenz bei einer guten »Essensatmosphäre« verwundert reagierten, wenn Pflegende nur daneben saßen: »Und Sie essen nichts?« Für manche Pflegebedürftige ist dieser Umstand sehr irritierend und kann dazu führen, dass sie es dann ebenfalls ablehnen, zu essen. Daher sollte es in den Einrichtungen den Pflegenden erlaubt sein, sich an den Mahlzeiten zu beteiligen.

In dem MDK-Prüfkatalog zur Prüfung der Qualität steht weder ambulant noch stationär eine festgelegte Trinkmenge:

Stationär Frage 1.2: »Unterstützung bei der Ernährung und Flüssigkeitsversorgung«

Leitfragen

1. Sind die Ernährungssituation inkl. Flüssigkeitsversorgung der versorgten Person sowie die Selbstständigkeit der versorgten Person in diesem Bereich fachgerecht erfasst worden?
2. Erfolgt eine ausreichende, bedürfnisgerechte Unterstützung der versorgten Person bei der Nahrungs- und Flüssigkeitsaufnahme?
3. Werden erforderliche Hilfsmittel zur Unterstützung der Ernährung und Flüssigkeitsaufnahme fachgerecht eingesetzt? (Ambulant Frage 2.6: »Unterstützung bei der Nahrungs- und Flüssigkeitsaufnahme«

Die Leitfragen zu diesem Qualitätsaspekt sind:

1. Ist die Ernährungssituation inkl. Flüssigkeitsversorgung des pflegebedürftigen Menschen fachgerecht erfasst worden? Werden etwaige Risiken für eine Mangelernährung berücksichtigt?
2. Erfolgt eine bedarfs- und bedürfnisgerechte Unterstützung des pflegebedürftigen Menschen bei der Nahrungs- und Flüssigkeitsaufnahme?
3. Werden erforderliche Hilfsmittel zur Unterstützung der Nahrungs- und Flüssigkeitsaufnahme fachgerecht eingesetzt? Es geht um eine fachgerechte Erfassung im Bereich Ernährung und Flüssigkeitsversorgung. Fachgerecht bedeutet, der Expertenstandard Ernährungsmanagement zur Sicherung und Förderung der oralen Ernährung in der Pflege von 2017 definiert die allgemeingültige fachgerechte Versorgung. Der Klient selbst definiert seine individuelle und bedürfnisgerechte Versorgung.

Hinweise auf Risiken/Hilfebedarf im Bereich der Flüssigkeitszufuhr können sein:

- Hinweise auf verminderte Flüssigkeitsaufnahme (z. B. wenn bereits ein Trinkprotokoll geführt wird, bzw. wiederholte Hinweise im Verlaufsbericht),
- Hinweise auf erhöhten Flüssigkeitsbedarf (z. B. Fieber, Diarrhoe),

- aktuelle oder beschriebene Symptome der Dehydratation (z. B. Blutdruckabfall bei gleichzeitigem Anstieg der Pulsfrequenz, stehende Hautfalten, trockene Schleimhäute, fehlender Speichelsee unter der Zunge, zunehmende Lethargie/Verwirrtheitszustände, stark konzentrierter Urin).

Info
Wenn jemand schon immer nur 800 ml am Tag getrunken hat, ist diese Trinkmenge für diesen Klienten keine auffällig niedrige Menge, sondern seine individuell durchschnittlich normale Trinkmenge.

Hinweise auf das Risiko einer Mangelernährung können sein:
- grobe Anzeichen für einen Nahrungsmangel, z. B. auffällig niedriges Körpergewicht, zu weit gewordene Kleidung, tief liegende Augen,
- unbeabsichtigter Gewichtsverlust (mehr als 5 Prozent in ein bis drei Monaten, mehr als 10 Prozent in sechs Monaten),
- auffällig geringe Essmengen,
- erhöhter Energie- und Nährstoffbedarf bzw. erhöhte Verluste (z. B. aufgrund von Erkrankungen, außergewöhnliche Mobilität).

Wenn jemand schon immer nur um 45 kg gewogen hat, ist dieses Gewicht für diesen Klienten kein auffällig niedriges Gewicht, sondern sein individuell durchschnittliches Körpergewicht.

9. Fehler: **Abläufe werden strikt koordiniert – Menschen mit Demenz fügen sich schon ein**

Betrachtet man die Abläufe, die in Pflegeeinrichtungen vorgegeben werden, dann hat man oft den Eindruck, dass vieles »mit heißer Nadel gestrickt« ist, d. h. die Zeit sitzt den Pflegenden ständig im Nacken. Leider wird dieser Druck allzu oft auch auf Menschen mit Demenz übertragen. Ein besonders sensibler Bereich scheinen hierbei wiederum die Mahlzeiten zu sein. Greift man die Mittagsmahlzeiten heraus, so beobachtet man oft ein emsiges Treiben der Pflegenden, wenn sie versuchen, das warme Essen schnellstmöglich auf den Tisch zu bringen. Hektische Bewegungen, lautes Geschirrklappern oder Rufe wie »Isst Frau Meyer heute im Zimmer oder im Speisesaal?« erzeugen beim Beobachter eher den Eindruck, er säße in einem belebten Bahnhofsrestaurant. Die Teller werden mit einem freundlichen »Guten Appetit!« vor den Pflegebedürftigen gestellt und die Prozedur geht weiter. Häufig führt dies dazu, dass Menschen mit Demenz in dieser Situation völlig überfordert sind und eben nicht anfangen zu essen.

Fakt: Einleitende Rituale wie das Ertönen eines Gongs, Initialsätze wie »Mahlzeit, jetzt kommt das Mittagessen, es gibt heute ...« oder sogar ein gemeinsames Vorbereiten des Mittagstisches können helfen, Menschen mit Demenz eine hilfreiche Orientierung zu geben (vgl. Crawley 2005). Häufig werden solche Möglichkeiten der adäquaten Begleitung durch organisatorische Vorgaben vereitelt. So klagen Pflegende, dass das Geschirr zu einem bestimmten Zeitpunkt wieder in der Küche sein muss und daher die Essenszeiten begrenzt werden. Eine Folge kann sein, dass Pflegende den Menschen mit Demenz in diesen Zeitplan pressen und dass das Essen nicht in der Form abläuft, wie es dem Pflegebedürftigen guttun würde. Nicht selten beobachtet man dann, dass Pflegende dem Pflegebedürftigen rasch die letzten Happen in den Mund schieben, obwohl er allein essen könnte.

Tipp

Sprechen Sie dieses Problem mit allen Beteiligten an. So bietet es sich z. B. an, eine differenziertere Rückgabe des Geschirrs an die Küche zu vereinbaren. Hilfreich wäre es, für Bereiche, auf denen besonders viele Menschen mit Demenz leben, eigenes Geschirr anzuschaffen, das dann unabhängig vom allgemeinen Ablauf benutzt und abgewaschen werden kann.

10. Fehler: Annahme, manche Verhaltensweisen von Menschen mit Demenz seien anderen nicht zuzumuten

In zahlreichen Fallbesprechungen klagten Pflegende über Verhaltensweisen von Pflegebedürftigen, die vor allem von anderen Klienten als störend empfunden wurden. Dabei handelt es sich z. B. um lautes Klopfen, Schreien oder Ausspucken, was vom KDA als herausfordernde Verhaltensweisen beschrieben wird (vgl. Maciejewski et al. 2001, KDA 2006, Halek et al. 2006).

Nicht selten werden diese Pflegebedürftigen einzeln platziert oder in ihr Zimmer gebracht, wo ihre Verhaltensweisen nicht mehr so stören. Dies kann eine Lösung sein, aber Pflegende, die bereits viele Erfahrungen im Umgang mit demenziell erkrankten Menschen haben, werden bestätigen, dass dies kaum die richtige ist. Der betroffene Pflegebedürftige wird in der sozialen Isolation mit der Zeit immer mehr Verhaltensweisen zeigen, die deutlich machen, dass etwas nicht stimmt.

Eine Expertengruppe hat Rahmenempfehlungen (Halek et al. 2006) entwickelt, die Pflegenden helfen, den Grund für bestimmte herausfordernde Verhaltensweisen zu finden.

Beispiel **Das fehlende Taschentuch**

Eine Pflegebedürftige mit Demenz fühlte sich zwischen den Mahlzeiten durch das ständige Ausspucken ihrer Tischnachbarin auf den Boden stark gestört und beklagte sich heftig bei den Mitarbeitern.
Um die Situation zu beruhigen, wurde die Pflegebedürftige mit der herausfordernden Verhaltensweise an einen Einzeltisch gesetzt. Diese wiederum strebte ständig an ihren alten Platz zurück und entsprechend heftig fiel die Reaktion der anderen Pflegebedürftigen aus.
Erst bei näherem Hinsehen wurde erkannt, dass die Pflegebedürftige nur auf den Boden spuckte, weil sie keine andere Möglichkeit hatte, störenden Schleim loszuwerden – ein Taschentuch fehlte. Während der Mahlzeiten benutzte sie eine Serviette. Die Lösung lag nahe, denn eine Handtasche, in der die Pflegebedürftige jetzt immer »den Retter in der Not« griffbereit fand, ließ das störende Verhalten verschwinden.

Sicherlich sind die Lösungen nicht immer so offensichtlich, aber Pflegende müssen verstehen, dass es für jedes Verhalten einen Grund gibt und ihm auf die Spur kommen. Dann können sie auch Ideen entwickeln, die besser sind als die Isolation.

Fazit **Fragen Sie nach dem Warum**

Die Gründe für Verhaltensweisen können sehr vielfältig sein. Untätigkeit, Langeweile, Sich-gestört-Fühlen durch Menschen am Tisch, andere Umgebungsfaktoren oder Schmerzen können Gründe für dieses Verhalten sein. Das Hinterfragen der Situation des Pflegebedürftigen muss an erster Stelle stehen, um reagieren zu können. Wir alle sollten lernen zu fragen, WARUM sich ein Klient so verhält, was ihn dazu bewegt, etwas so zu tun, statt immer nur zu versuchen, ihn an unsere Norm anzupassen.

11. Fehler: Pflegende nutzen ihre Erfahrungen mit Menschen mit Demenz, um ihre Arbeit besonders effektiv zu gestalten

Ist das ein Fehler, werden sich vielleicht einige Leserinnen fragen? Ja, denn in vielen Alltagssituationen führt dieses Wissen dazu, dass Handlungsabläufe reduziert werden und die notwendigen Kontakte zum Pflegebedürftigen verschwinden. Verallgemeinerung ist nicht immer die beste Methode.

Beispiel **Das Gefühl, wichtig zu sein**

Frau Müller trinkt ihren Kaffee mit Milch. Das ist bei allen Mitarbeitern bekannt. Folglich bekommt sie ihren Kaffee täglich schon mit einem Schuss Milch serviert.
Besser wäre es, Frau Müller täglich daraufhin anzusprechen, ob sie Milch wünsche und wie viel es denn sein solle, begleitet eventuell mit einer kurzen Bemerkung, dass man schon gehört habe, dass Kaffee auf diese Weise viel bekömmlicher sei.
Es ist durchaus Lebensqualität, wenn man kommunikativ ist, jemanden anspricht, ihm das Gefühl gibt, wichtig zu sein und jeden Tag in Entscheidungen eingebunden zu werden. Letztlich vermittelt der Satz »Frau Müller, ich glaube mich zu erinnern, dass Sie gern Milch im Kaffee nehmen, oder?« das Gefühl von Sicherheit. Es signalisiert: »Die kennen mich, ich war schon mal hier.«

Das Nachfragen, auch bei bekannten Reaktionen, kann dem Pflegebedürftigen das Gefühl geben, dass er aktiver Partner in der Situation bleibt, gefragt wird und Entscheidungen treffen kann. Dies sollten Sie besonders in Situationen fördern, in denen Pflegebedürftige eigentlich sehr leicht eine Entscheidung fällen können. Bedenken Sie bitte, wie es Ihnen geht, wenn man sich in einem Café an Sie erinnert und die Bedienung fragt: »Cappucino mit zwei Keksen, wie immer?«

12. Fehler: Individuelle Bedürfnisse werden zu wenig berücksichtigt

Um bei dem Beispiel mit dem Kaffee und der Milch zu bleiben (s. o.): In vielen Einrichtungen herrscht der Glaube, dass Kaffee mit Milch bekömmlicher ist. Folglich werden die Kaffeekannen teilweise bereits in der Küche mit Milch aufgefüllt. Für die Pflegenden bedeutet das, dass schnelles Einschenken nun möglich ist und sich der Geschirrverbrauch auch reduziert. Was spricht dagegen? Spätestens, wenn man bei den Fallbesprechungen in die Runde fragt, wer von den Anwesenden denn den Kaffee immer mit Milch trinkt, wird man auf unterschiedliche Aussagen stoßen. »Kaffee mit Milch« ist schließlich nicht für jeden Kaffee mit Milch: Der eine braucht nur einen Schuss Kondensmilch, der andere mag seinen »Kaffee mit Milch« nur, wenn großzügig Trinkmilch verwendet wird.

Fakt: Häufig zeigt sich Betroffenheit, denn es wird den Pflegenden schnell deutlich, dass der Genuss erheblich eingeschränkt wird, wenn man nicht auf die sogenannten kleinen Details achtet. Vielleicht würden einige Pflegebedürftige auch einen Kaffee mit Milch trinken, obwohl sie ihn ohne Milch bevorzugen würden, aber ein wirklicher Genuss ist es für sie nicht. Bedenklich wird die Situation dann, wenn Pflegebedürftige entsprechende Getränke gereicht bekommen, mit denen man auch täglich eine »geforderte Trinkmenge« erreichen will. Kaum ein Mensch möchte jeden Tag anderthalb bis zwei Liter Getränke zu sich nehmen, die er in dieser Form nicht mag.

Fazit **Details sind wichtig**

Werden vermeintlich kleine Details nicht berücksichtigt, kann das die Ursache für große psychische und physische Probleme der Pflegebedürftigen sein.

13. Fehler: **Ich pflege, wie ich selbst gepflegt werden möchte**

Sicher hat das Sprichwort »Was du nicht willst, was man dir tu, das füg auch keinem anderen zu!« auch in seiner übertragenen Bedeutung in vielen Situationen seine Berechtigung. Trotzdem muss man bei der Begleitung von Menschen mit Demenz differenzierter hinschauen.

Wer entscheidet, was einem guttut? Im Normalfall sollte das eigentlich der Betroffene selbst entscheiden können. Im Pflegefall werden die Betroffenen hingegen oft nicht gefragt. Besonders Menschen mit Demenz geraten häufig in ein Abhängigkeitsverhältnis, weil sie sich für die eigenen Belange nicht mehr deutlich genug einsetzen können bzw. weil ihnen die notwendigen kognitiven Fähigkeiten abgesprochen werden.

Fakt: Natürlich gibt es Angelegenheiten, die Menschen mit Demenz nur noch mit professioneller Hilfe leisten können – wie beispielsweise finanzielle Belange. Trotzdem darf diese Hilfsbedürftigkeit nicht dazu führen, dass selbst kleine Dinge des täglichen Lebens nicht mehr selbstständig entschieden werden können. Diese Bevormundung lässt sich an vielen Fallbeispielen verdeutlichen. Hier seien nur drei davon herausgegriffen:

Beispiel **Barfußlaufen? Untersagt!**

Frau Meier läuft ständig barfuß. Sie zieht mehrmals täglich ihre Schuhe und Strümpfe aus, sogenannte »Stoppersocken« lehnt sie brüsk ab.
Die Mitarbeiter sind der Meinung, dass es auf dem Wohnbereich zu kalt zum Barfußlaufen sei und dass das Risiko eines Sturzes zu groß sei. Folglich ziehen die Mitarbeiter Frau Meier ständig die Schuhe wieder an. Im Laufe eines Tages wird der Prozess des Anziehens immer problematischer für beide Parteien, da Frau Meier sich sträubt und die Mitarbeiter vermeintlich handeln müssen.
Wenn nicht die Schuhe das Problem sind, sollten sich die Pflegenden fragen, woher ihre Einstellung gegenüber dem Barfußlaufen kommt.

Was kann dahinter stecken? Die Erziehung durch die Eltern nach dem Motto »Mädchen, zieh dir Schuhe an, du holst dir ja den Tod!« oder eher die professionelle Leitlinie »Um Stürzen vorzubeugen, sollten die Klienten angemessenes Schuhwerk tragen!«? Fragen Sie sich – und ggf. Ihre Mitarbeiter –, ob Sie nicht auch zu den Leuten gehören, die zu Hause barfuß laufen? Und, verbieten Sie es (sich) dort, weil es zu kalt oder zu gefährlich ist?

Beispiel **Gesunde Ernährung muss sein**

Gesunde Ernährung ist ein Thema, das in allen Medien angesprochen wird. Viel Obst und Gemüse soll, zumindest in Saftform, verzehrt werden. Und tatsächlich ist es wichtig, dass dieses Thema auch bei älteren Menschen ernst genommen wird. Problematisch wird es nur, wenn dieses Angebot an gesunden Lebensmitteln zum Gebot wird.
Der selbst auferlegte Verzicht auf beispielsweise Unmengen von Kaffee wird aus vermeintlich gesundheitsschädigenden Gründen zum »allgemeinen Gesetz«. Es gibt ihn nur zum Frühstück und zur Kaffeezeit. Dazwischen reicht man nur »gesunde« Getränke wie Selters, Saft und Tee.
Auch das Plakatieren dieser Zeit als »Fitness-Stunden« täuscht nicht über den Tatbestand hinweg, dass die Pflegebedürftigen selbst oft nicht gefragt wurden, ob diese »Fitness-Welle« gewünscht wird. Besonders Menschen mit Demenz haben hier kaum ein Mitspracherecht.

Häufig beobachtet man solch gesundheitsfördernde Maßnahmen bei Pflegenden, die selbst höchsten Wert auf eine gesunde Ernährung legen und diese Einstellung einfach auf andere projizieren.

Beispiel **Rauchen ist ungesund!**

Viele Menschen haben auch aufgrund der gesetzlichen Veränderungen mit dem Rauchen aufgehört – auch Mitarbeiter in der Pflege. Muss nun Herr Krause, der sein Leben lang geraucht hat und jetzt mit einer demenziellen Erkrankung in einer Pflegeeinrichtung lebt, mit dem Rauchen aufhören?

Die meisten Leser werden jetzt sagen: »Nein, natürlich nicht!« Dieser Meinung sind wir auch, aber nicht selten werden vordergründig gesundheitliche Aspekte herangezogen, wenn ein Pflegebedürftiger sehr viel raucht, dadurch das Taschengeld knapp wird und das häufige Fragen nach Zigaretten als Belastung empfunden wird.

Die eigene Hilflosigkeit der Pflegenden in diesen Situationen führt häufig dazu, dass sie nach Argumenten suchen, die von der allgemeinen Stimmungslage getragen werden und für den »Problemfall Herr Krause« eine geeignete Lösung scheinen. Ein striktes Rauchverbot für Herrn Krause, weil die Leitung für sich nun verstanden hat, dass Rauchen schädlich ist, oder gar das Aufbringen von »Anti-Raucher-Pflastern« auf Verlangen, wie wir es in einer Pflegeeinrichtung in den USA erlebt haben, sollten hier keine Lösungsangebote sein.

Im Fall von Herrn Krause wäre es interessant zu fragen, was er eigentlich den ganzen Tag zu tun hat, außer an seine Zigaretten zu denken? Wird ihm eine für ihn sinnvolle Tätigkeit angeboten? Hat er außer in den Situationen, in denen ihn die Mitarbeiter darauf hinweisen, dass die nächste Zigarette erst in einer Stunde gestattet ist, noch andere Kontakte?

Tipp

Pflegen Sie nicht, wie **SIE** gepflegt werden möchten, pflegen Sie so, wie es Ihrem Gegenüber gut tut.

14. Fehler: Bei Menschen mit Demenz wird zu kleinen Notlügen gegriffen

Mit Notlügen versuchen Pflegende gelegentlich, Pflegebedürftige dazu zu bewegen, Dinge zu tun, die sie eigentlich nicht tun wollen. Diese Begebenheit erlebten wir vielfach in Situationen, in denen Pflegende der Meinung waren, dass eine Handlung jetzt im Moment gemacht werden müsse, und der Pflegebedürftige mit seinen Zweifeln und Ablehnungen den Ablauf aufhalten würde.

Situationen, in denen wir dieser Verhaltensweise bei Pflegenden besonders häufig begegnen, sind Medikamentengaben. Einem Pflegebedürftigen, der bekannterweise keine Tabletten einnehmen will, wird zum Beispiel eine Tablette als »Bonbon« angeboten, um ihn zu täuschen. Oder ein Mensch mit Demenz erregt sich darüber, dass er nicht auf einen Ausflug mitgenommen wird, und die Mitarbeiter trösten ihn damit, dass es bestimmt das nächste Mal klappt, obwohl diese Fahrten eigentlich nur für die sogenannten »Fitten« in der Einrichtung organisiert werden.

Fakt: Die Ursache für dieses Verhalten der Pflegenden ist oft die Hilflosigkeit. Bei Medikamenten steht oft die Anordnung des Arztes dahinter und die Forderung, dass eine Fachkraft dies irgendwie zu regeln hat. Bei Enttäuschungen fehlt es Mitarbeitern oft an Mut, sich auf ein Gespräch darüber einzulassen und die Gefühle validierend zu begleiten.

Fazit **»Notlügen« widersprechen einer guten Pflegequalität**

Sie sollten solche Verhaltensweisen bei Kollegen ansprechen und sich nicht von Erwartungen anderer dazu verleiten lassen. Im Fall der fehlgeschlagenen Medikamentengabe muss der Arzt informiert und nach anderen Lösungen gesucht werden. Im Fall der eingeschränkten Fahrten für Menschen mit Demenz sollte mit der Leitung über Möglichkeiten gesprochen werden, welche Angebote für diese Pflegebedürftigen organisiert werden können, wenn doch offensichtlich ein Bedarf besteht.

15. Fehler: Menschen mit Demenz dürfen nichts allein machen

Während unserer Beobachtungen mit dem Dementia-Care-Mapping-Verfahren sahen wir oft – vor allem wenn keine Pflegenden in der Nähe waren –, über welche Fähigkeiten die Pflegebedürftigen noch verfügten. Nicht selten griffen sie zum Beispiel nach Getränkeflaschen, gossen sich ein und tranken selbstständig. Blieben diese Handlungen von den Pflegenden unbeobachtet, kam es zu keinen Konflikten. Kam jedoch eine Mitarbeiterin dazu, sahen wir häufig, dass dem Pflegebedürftigen die Flasche aus der Hand genommen und das Glas gefüllt wurde – oft, ohne zu fragen, wie viel der Pflegebedürftige eigentlich trinken wollte. Meist wurde dann eine neue Flasche auf den Tisch gestellt und ein selbstständiges Handeln von vornherein unterdrückt. Oder wir beobachteten, dass ein Pflegebedürftiger nach etwas auf dem Tisch griff, häufig waren es Tischdekorationen, und ein Mitarbeiter diese wegschob, anstatt dem Pflegebedürftigen die Möglichkeit zu geben, sie sich näher anzuschauen. Eine persönliche Frage an Sie: Haben Sie noch nie nach einer Deko gegriffen, um sie genauer zu betrachten?

Fakt: Dieses Verhalten ist eine Entmündigung von Menschen mit Demenz. Oft liegen die Gründe für dieses Verhalten darin, dass man »Unfälle« vermeiden will. Damit sind nicht nur Scherben gemeint, auch Verunreinigungen durch Verschütten von Getränken oder das vermeintliche Zerbrechen der Dekoration, was dann wieder Ursache für zusätzliche Arbeit war. Den Wohnbereich oder Haushalt sauber, ordentlich und vorzeigbar zu halten, sehen viele Pflegende als eine Hauptaufgabe an. Dabei kommen diese Prämissen auch von den Leitungen oder Angehörigen.

Selbst in einer gut organisierten Kochgruppe beobachteten wir, dass man eine Pflegebedürftige unterstützte, damit sie Kartoffeln schälen konnte, wozu sie manuell sehr wohl in der Lage war. Sie war in der Rolle der Hausfrau und darauf stolz. Sie erhielt sogar eine Kittelschürze. Und trotz ihrer offensichtlichen Fingerfertigkeit knöpfte die begleitende Mitarbeiterin den Kittel der Pflegebedürftigen zu – wie bei einem kleinen Kind.

Tipp

Trauen Sie den Menschen mit Demenz etwas zu! Vertrauen Sie auf die Fertigkeiten und das Können aus langer Erfahrung, die diese Menschen mitbringen. Auch wenn etwas nicht gleich gelingt, länger dauert oder nicht so tipptopp aussieht: Jede Tätigkeit, die der Erkrankte selbst erledigen darf, stärkt sein Selbstbewusstsein und das ist ein Stück Lebensqualität.

16. Fehler: Menschen mit Demenz werden wie kleine Kinder behandelt

In vielen Jahren unserer Tätigkeit in Pflegeeinrichtungen hörten wir immer wieder von Mitarbeitern, dass z. B. »Frau Meier so eine richtige Süße ist.« Auch in Begegnungen zwischen Mitarbeitern und Pflegebedürftigen kommt es sehr häufig zu Szenen, in denen Pflegende ihren Schutzbefohlenen über die Wange oder die Haare streicheln, Haarsträhnen hinter das Ohr streichen u. Ä.

Dabei sind die vom Pflegebedürftigen vorgebrachten Inhalte – ganz unabhängig von der Thematik – nebensächlich, es wird immer nur gestreichelt. Irritierend hierbei ist, dass das Streicheln ohne den offensichtlich geäußerten Wunsch von Seiten des Pflegebedürftigen erfolgt und ohne Erlaubnis. Darauf angesprochen, äußerten viele Pflegende, dass sie glauben, dass das die Pflegebedürftigen schön finden bzw. mögen.

Fakt: Der Mensch mit einer demenziellen Erkrankung wird infantilisiert. Das Gesicht, als ein sehr intimer Bereich, dessen Berührung nur wenigen Menschen vorbehalten ist, wird einfach als Interaktionsfläche benutzt – wie bei einem Baby (vgl. Jones 2000).

Durch dieses Verhalten werden allgemeingültige Umgangsformen verletzt. Andersherum ist es, wenn der Pflegebedürftige streicheln möchte. Dann sollten Pflegende diesen Wünschen, soweit sie es können, nachgeben und demgegenüber offen sein.

17. Fehler: Menschen mit Demenz werden eingeschüchtert

Dies ist eine Verhaltensweise, die auf »milde« Weise sehr häufig in der Pflege zu beobachten ist. Gerade im Zusammenhang mit möglichen versicherungstechnischen Folgen für Pflegeeinrichtungen, beispielsweise bei Stürzen von Schutzbefohlenen, werden die Pflegenden übervorsichtig.

Das führt dazu, dass u. a. auch Menschen mit Demenz, die zwar noch laufen können, dabei aber Unsicherheiten zeigen, oft »verbal« fixiert werden. Es fallen Bemerkungen wie »Bleiben Sie bitte sitzen oder wollen Sie wieder hinfallen?«. Oder man »fängt« die Pflegebedürftigen mit diesen Worten auf den Fluren ein und bringt sie zurück an ihren Platz. Diese »Kontakte« konnten wir während einer Schicht häufig beobachten. Pflegende schüchterten Menschen mit Demenz manchmal bewusst, manchmal unbewusst, ein, um deren Verhalten zu beeinflussen. Ambulant ist dies genau so häufig vertreten, jedoch hat dort der Mensch mit Demenz »das Glück«, dass er nicht 24 Stunden am Tag überwacht wird.

Fazit **Finden Sie die Ursache für das Aufstehen und (Weg-)Laufen**

Was beabsichtigt ein Pflegebedürftiger? Wie kann er unterstützt werden? Hilfreich ist auch die Frage danach, was einen Pflegebedürftigen am Tisch halten könnte. Gibt es Dinge, die seine Aufmerksamkeit erregen und ihn auch dort unterhalten können?

18. Fehler: Menschen mit Demenz werden etikettiert

Worte beeinflussen unsere Einstellung gegenüber Menschen. Diagnosen als Bezeichnungen für Patienten haben eine traurige Tradition in der Medizin und halten sich vielfach auch im Pflegebereich hartnäckig.

Fakt: Menschen mit Demenz werden häufig etikettiert. Typische Symptome werden als »Stempel« genutzt und erzeugen Vorbehalte. Selbst neue Mitarbeiter werden mit diesen »Titeln« schnell auf Kurs gebracht: »Pass auf, der ist dement!« oder: »Sie ist eine von den Läufern!« Auch Angehörige hört man so über ihre Pflegebedürftigen reden.

Häufig finden sich solche Bezeichnungen auch in den Dokumentationen und somit ist auch jeder, der als »Externer« (z. B. Physiotherapeut, Arzt) zu dem entsprechenden Menschen mit Demenz kommt, sofort vermeintlich unterrichtet. Solche Etiketten sagen jedoch nichts über die Person aus, die hinter einer Erkrankung steckt. Sie helfen nicht, wenn wir Ursachen für Verhaltensweisen suchen, damit wir Ideen finden, den Menschen in seinem Verhalten zu verstehen und/oder Umstände entwickeln können, die einige Verhaltensweisen reduzieren. Etiketten stempeln hingegen nur ab. Und wenn ein Mensch mit Demenz erst einmal seinen Stempel hat, wird bei Auffälligkeiten selten nach seinen Bedürfnissen gefragt. Es herrscht dann eher Gleichgültigkeit und vordergründiges Beruhigen.

Info

Pflegende müssen sich dieser Tatsache bewusst werden und solche personalen Detraktionen (s. o.) vermeiden. In diesem Zusammenhang möchten wir auch auf die Begrifflichkeiten im Themenkreis »Demenz« hinweisen. Das KDA (vgl. Maciejewski et al. 2001) setzt sich für eine adäquate Begrifflichkeit ein und favorisiert die Begriffe »Menschen mit Demenz« oder »demenziell Erkrankte«. Den Begriff »Demente« lehnt es ab. Wenn man diesen Begriff aus dem Lateinischen übersetzt, bedeutet er »die ohne Geist«, eine Bezeichnung, die so nicht stimmt und sicher nicht hilfreich ist, wenn man sich für die Rechte dieser Menschen einsetzen will.

Auch wir lehnen diese Etikettierung ab und sprechen von »Menschen mit Demenz«, »demenziell Erkrankten« oder »Pflegebedürftigen (mit Demenz)«, um die Rolle, die Pflegende für diese Menschen einnehmen müssen – nämlich für deren Belange zu kämpfen –, zu verdeutlichen. Eine Grundhaltung, die Kitwood mit seinem person-zentrierten Ansatz verfolgte.

19. Fehler: Annahme, in Pflegeoasen seien Menschen mit Demenz gut versorgt

Pflegeoasen sind unserer Meinung nach keine »normale« Versorgungsform. Auch in der Fachliteratur gibt es viel Kritik an diesem Konzept. Zum einen wird kritisiert, dass Menschen mit Demenz, die in Pflegeoasen leben, ausgegrenzt werden. Außerdem ist nicht klar, welchen Vorteil ein Mensch mit Demenz davon hat, wenn er mit acht anderen Erkrankten in einer »Oase« lebt. Welches Gefühl von Nähe und »Dabei-sein-Können« kommt da auf? Wie viel Privatheit und Rückzug ist dem Menschen in diesem Konzept noch möglich?

Fazit **Menschen mit Demenz sind soziale Wesen – wie wir alle**

Sie spüren und fühlen wie wir die Qualität von Kontakten. In diesem Zusammenhang möchten wir auch auf die aktuelle Diskussion um Pflegeoasen für Menschen mit weit fortgeschrittener Demenz eingehen. Pflegeoasen bezeichnen ein Modell, bei dem sechs bis acht Klienten verschiedener Herkunft 24 Stunden zusammenleben, ohne Rückzugsmöglichkeit. Einige Experten (www.pflege-phase.de, ein Infoportal) bezeichnen die Pflegeoase als Deckmantel für die Vermietung von Mehrbettzimmern, die in Deutschland schon einige Jahre der Vergangenheit angehören sollten. Andere Experten befürworten solche Oasen und geben an, dass in solchen Oasen häufigere Aktivitäten und positivere Kontakte möglich seien.

In ihrer Abschlussarbeit zitiert Stefanie Kreiser die Gründerin von Demenz Support, Sibylle Heeg, wie folgt: *»Für mich und Dr. Meßmer ist das Einzelzimmer so etwas wie ein Menschenrecht.«*[3]

Christine Sowinski, Leiterin des Bereichs Beratung von Einrichtungen und Diensten im KDA, wird folgendermaßen zitiert: *»Es besteht die Gefahr, dass ein Mensch nicht mehr als Individuum wahrgenommen wird, wenn ihm Merkmale von Individualität weggenommen werden. Dazu gehört beispielsweise sein eigenes Territorium, also sein eigener Raum und damit auch persönliche Gegenstände.«*

20. Fehler: **Menschen mit Demenz werden überfordert**

Das hohe Tempo der Funktionsabläufe durch professionell Pflegende (ambulant wie stationär) führt häufig dazu, dass Menschen mit Demenz überfordert werden. Diese Überforderung, auch »Überholen« genannt (vgl.

---

[3] Kreiser S (2014): »Das Konzept der Pflegeoase als stationäre Betreuungsform für Menschen mit Demenz in einem weit fortgeschrittenen Stadium.« Abschlussarbeit, S. 34.

Kitwood 2000), ist dann wiederum die Ursache für viele Fehler beim Umgang mit ihnen.

Fakt: Es gibt Pflegende, die im guten Glauben, dass sie ihren Pflegebedürftigen alles bieten wollen, im Kontakt einen Aktionismus entfalten, der in Wahrheit zu viel des Guten ist.

Beispiel: Eine sehr engagierte Mitarbeiterin merkt, dass ein Pflegebedürftiger heute körperliche Probleme hat. Er isst nicht, er spricht nicht und sie versucht, den Dingen auf den Grund zu gehen. Schließlich zeigen sich im Gespräch Hinweise, dass der Pflegebedürftige offensichtlich Magenprobleme hat. Die Mitarbeiterin setzt alle Räder in Bewegung, bietet verschiedenste Möglichkeiten an, von der Wärmflasche bis zum Aufzählen von fünf verschiedenen magenfreundlichen Teesorten.

Der Pflegebedürftige ist überfordert und gibt keine Antwort auf das Angebot. Es ging ihm alles zu schnell und die Informationsflut konnte er nicht bewältigen. Die Mitarbeiterin entschließt sich daraufhin für eine Wärmflasche und Kamillentee und kümmert sich darum. Wieder zurück beim Pflegebedürftigen lehnt dieser beides ab. Die Mitarbeiterin kann nun entweder erkennen, dass ihr Angebot zwar gut gemeint, aber viel zu komplex für den Pflegebedürftigen war, oder sie begeht zwei weitere Fehler (s. 21. und 22. Fehler).

21. Fehler: **Entscheidungen werden abgenommen**

Die Mitarbeiterin (s. 20. Fehler) legt dem Pflegebedürftigen die Wärmflasche auf den Bauch und gibt ihm den Tee mit den Worten wie: »Also, das muss jetzt sein. Ich lege Ihnen jetzt diese Wärmflasche auf den Bauch und Sie trinken diesen Tee.« Dabei setzt sie ihm bereits die Tasse an den Mund.

Der Pflegebedürftige kann wegen seiner physischen Defizite in dieser Situation kaum für sich entscheiden. Die Mitarbeiterin glaubt, dass es das Beste für den Pflegebedürftigen ist. Sie will ihm einfach helfen.

Fakt: Mit diesem Verhalten wird die Persönlichkeit des Pflegebedürftigen untergraben. Er hat keine Wahlmöglichkeit mehr – auch wenn dies alles in der Absicht geschieht, ihm etwas Gutes zu tun. Hierbei eine Einstellungsänderung zu erreichen, ist oft sehr schwer, besonders bei Pflegenden, die sich für »ihre« Pflegebedürftigen aufopfern.

22. Fehler: Pflegende reagieren enttäuscht, wenn der Mensch mit Demenz nicht wie erwartet reagiert

Die Reaktion der Mitarbeiterin im oben beschriebenen Fall könnte aber auch anders ausfallen: Auf die Ablehnung der Wärmflasche und des Tees durch den Pflegebedürftigen reagiert sie mit Vorwürfen wie: »Jetzt habe ich Ihnen extra die Wärmflasche gemacht und den Tee gekocht und Sie wollen das alles nicht. Als hätte ich nichts anderes zu tun!«

Fakt: Anklage ist bei einem Menschen mit Demenz fehl am Platz. Denn dann ginge man ja davon aus, dass der Pflegebedürftige noch keine krankheitsbedingten Einschränkungen habe, d. h. er würde die situativen Zusammenhänge völlig verstehen oder sich an Verabredungen, die vor Kurzem getroffen wurden, noch erinnern. Pflegende müssen bei der Begleitung von Menschen mit Demenz die entsprechenden möglichen Symptome, welche die Situationen beeinflussen können, stets berücksichtigen bzw. einkalkulieren.

Tipp

In dieser Situation ist sicherlich ein kleinschrittiges Vorgehen eher hilfreich. So hätte den Pflegebedürftigen das Angebot einer Wärmflasche oder eines Tees weniger irritiert.

23. Fehler: Reaktionen oder Gefühlsäußerungen werden übergangen

Nicht selten berichten Pflegende, dass sie die Einstellung, die Pflegebedürftige zu einem Sachverhalt äußern, nicht teilen, oder dass sie hierzu nichts wüssten und daher nicht reagieren könnten. Andere erklären, dass sie die Äußerungen von Pflegebedürftigen akustisch nicht verstehen könnten oder nicht wüssten, wie sie reagieren sollen, denn »... Frau Meyer jammert immer!« Die Reaktionen sind dann sehr ähnlich: Die vom Pflegebedürftigen gezeigten und geäußerten Gefühle werden weder angesprochen noch wird auf sie reagiert. Meist erfolgen Kontakte in der Form: »Ist ja gut, Frau Meyer. Trinken Sie mal schön Ihren Kaffee aus!« Statt Bedürfnisse zu eruieren wird die Situation heruntergespielt und die Person beruhigt. Stellen Sie sich vor, Sie liegen in einem Krankenbett, das Sprechen ist Ihnen nicht möglich und Sie geben nur Laute von sich, um sich bemerkbar zu machen. Statt auf Ihre Belange einzugehen, diese zu eruieren, legt man Ihnen die Hand auf die Schulter und sagt »Das wird schon wieder« und lässt sie wieder allein.

Fakt: Pflegende, die Menschen mit Demenz mit solchen Aktionen abspeisen, invalidieren. Darunter versteht man das Nichtwertschätzen von Äußerungen und Gefühlen durch die Pflegekräfte. Die Ursachen für dieses beobachtbare Verhalten durch die begleitenden Mitarbeiter können vielfältiger Natur sein.

Sicherlich ist es nicht immer einfach, auf Äußerungen annehmend zu reagieren, aber Pflegenden sollte bewusst werden, welche Reaktion sie bei den Pflegebedürftigen mit dem oben beschriebenen Verhalten erzeugen. Ein DCM-Anwender wird in diesen Situationen häufig eine Verschlechterung des Wohlbefindens der Pflegebedürftigen kodieren.

Info
Um die Entwicklung eines kritischeren Blickes von Pflegenden in den beschriebenen Situationen zu unterstützen, setzen wir in Fortbildungen den Film »Der Tag, der in der Handtasche verschwand« von Kainz (2001) erfolgreich ein, um entsprechende Kontaktqualitäten zu diskutieren.

24. Fehler: **Es wird über den Kopf hinweg kommuniziert**

Pflegende zeigen häufig ein Verhalten, das zeigen soll: Hier ist mein Arbeitsplatz! Hier habe ich meine Funktion auszuüben und bin zu jeder Zeit bereit, auf Anforderungen, die Kollegen und andere an mich stellen, zu reagieren. Eine Einstellung, die leider sehr häufig dazu führt, dass besonders Menschen mit Demenz als eigenständige Personen übersehen werden.

Beispiel **»Raum der offenen Tür«**

Eine Mitarbeiterin sitzt in einem Raum, der speziell für eine Gruppe von Menschen mit Demenz eingerichtet wurde, und ist mit den Pflegebedürftigen im regen Kontakt. Man spricht darüber, wie gemütlich der Raum ist und dass man sich wie zu Hause fühlt.
Ungeachtet der Situation betreten ständig andere Mitarbeiter den Raum – ohne anzuklopfen, nur mit festem Blick auf ihre Kollegin. Es wird beispielsweise über Frisörtermine von Frau Krause verhandelt oder darüber, dass Frau Krause gar keine Dauerwelle wünsche, aber die Tochter es gern so hätte. Frau Müllers Blutwerte werden besprochen und die Fußpflege von Herrn Beyer usw.
Dies geschieht alles über die Köpfe der Pflegebedürftigen hinweg, obwohl die betroffenen Menschen im Raum sitzen.

Fakt: Für viele Pflegende ist das normaler Alltag! Man kümmert sich eben um die Belange der Pflegebedürftigen. Allerdings würde es sich wohl keiner der Pflegenden gefallen lassen, wenn er betroffen wäre. Interessanterweise berichten einige Mitarbeiter, dass Pflegebedürftige, nachdem über sie gesprochen wurde, dann doch nachfragen, was denn in ihrer Angelegenheit anstehe.

Fazit **Das Person-Sein leben**

Als Person wahrgenommen zu werden, heißt, dass man direkt angesprochen und gefragt wird, wenn es um einen selbst geht!

25. Fehler: **Soziale Kontakte werden ignoriert**

1. Leben auf der Überholspur

Menschen sind soziale Wesen, die Kontakte benötigen. Wie viel Kontakt ein Mensch braucht, hängt von verschiedenen Faktoren, wie z. B. seiner Persönlichkeit oder der Intensität seiner momentanen Beschäftigung, ab.

Trifft man Menschen mit Demenz in Pflegeeinrichtungen, so sitzen sie oft an Punkten, an denen viel »Verkehr« ist, oder in Aufenthaltsräumen, wo nur ab und zu eine Pflegekraft »reinschaut«, wenn kein Beschäftigungsprogramm läuft. Als DCM-Anwenderinnen beobachteten wir häufig, dass Pflegende an den Pflegebedürftigen »vorbeiströmten«, ohne Blickkontakt mit diesen aufzunehmen – kein Lächeln, kein Gruß! Wir bemerkten auch, wie oft die Pflegebedürftigen gerade diesen Kontakt suchten und den Pflegenden hinterher sahen. Manchmal waren die Klienten auch fordernd und riefen die vorbeieilenden Pflegenden oder griffen nach ihnen. Oft reagierten Pflegende überhaupt nicht darauf oder wichen aus. Denn Klienten, die fordern, sind aus Sicht der Pflegenden die »schwierigen Kunden«.

Fakt: Das Vorbeieilen ohne kurzen Blick ist vielen Pflegenden nicht bewusst. Sie enthalten den Menschen damit aber soziale Kontakte vor. Das Vermeiden von Kontakten wird oft mit Zeitmangel erklärt oder damit, dass sich

Pflegekräfte vom Verlangen des Pflegebedürftigen nach sozialem Kontakt überfordert fühlen. Oft ist ihnen klar, dass sozialer Entzug keine Lösung im Sinne einer guten Lebensqualität für den Pflegebedürftigen ist. Hilfreich sind dann Fallbesprechungen, aber auch Supervisionen. Oft ist es so, dass die Klienten fordernder werden, je mehr man sie links liegen lässt. Es ist eine regelrechte Spirale, die sich hier aufdreht.

Übung

Stellen Sie sich folgende Fragen:

- Wie viel Kontakt wünscht sich der Pflegebedürftige wirklich?
- Ist sein Bedürfnis nach sozialen Kontakten tatsächlich maßlos, sprich volle 24 Stunden am Tag?
- Was kann und will ein Pflegender an sozialen Kontakten geben?
- Welche Gründe hat der Pflegende, soziale Kontakte nicht zulassen zu können?
- Was kann man einem Pflegebedürftigen zusätzlich anbieten, damit er sich nicht so einsam fühlt (z. B.: Suche nach passenden Gesprächspartnern in der Einrichtung, Suche nach sinnvollen Tätigkeiten)?

2. Alte soziale Netze werden gekappt

Dies geschieht, weil man glaubt:

- der Mensch mit Demenz könne diese sozialen Kontakte (z. B. Vereine, Nachbarn ...) von sich aus nicht mehr nutzen;
- das Heim ersetze diese alten Kontakte jetzt mit Spielegruppen, Sitztanz, Tanztees etc.;
- die »alten« sozialen Kontaktpersonen wissen nicht, wie man mit Menschen mit Demenz richtig umgehen muss.

Der Mensch mit Demenz muss unterstützt werden, um diese Kontakte erhalten zu können. Daher muss er den Status eines Klienten erhalten, der von anderen entsprechende Hilfe erfährt, um wieder »funktionieren« zu können (z. B. sollten Mitarbeiter sich bemühen, die Telefonnummer einer alten Nachbarin zu erfahren, um sie ggf. dem Menschen mit Demenz zu geben und Telefonate zu ermöglichen oder Besuche zu organisieren).

Vereine haben heute oft Internetauftritte oder Vereinszeitschriften, die man ggf. organisieren kann (auch ältere Exemplare, diese sind oft noch im Altgedächtnis).
Spielegruppen und Tanztees sind nicht für alle »normal« gewesen. Außerdem gehören diese Events mit ihren Akteuren zum Neugedächtnis, was bei Menschen mit Demenz leider oft nicht mehr so gut genutzt werden kann. Ein Ersatz für alte bekannte Kontakte sind diese Veranstaltungen oft nicht.
Alte soziale Kontakte können gut genutzt werden, um biografisch wichtige Informationen zu erhalten.

Beispiel **Butter im Kaffee**

Frau Meizner benötigt Hilfe beim Frühstück. Ganz gleich, ob zuhause durch den Pflegedienst, in einer Tagespflege oder einem Wohnbereich für demenziell Erkrankte. Das folgende Szenario kann sich überall ereignen: Beim Frühstück wird sie angehalten, sich wie zu Hause bei Wurst und der Marmelade selbst zu bedienen. Alles scheint gut zu gehen, bis sie mit dem Löffel in die Butter langt, die Butter in ihren Kaffee tut und anschließend umrührt. Die Diagnose der Mitarbeiter: Hier scheint Frau Meizner überfordert. Sie bekommt die Zusammenhänge nicht mehr geregelt und braucht orientierungsgebende Unterstützung, sprich: Die Butter wird nicht mehr in ihre Reichweite gestellt und die Semmel vorgeschmiert. Einige Zeit später zeigt Frau Meizner erhebliche Verdauungsprobleme. Sie ist stark verstopft. Der Arzt verschreibt entsprechende Abführmittel, die Frau Meizner allerdings nur sehr schwer akzeptiert und daher kaum einnimmt. Die Verdauungsproblematik spitzt sich zu. Zufällig erhält Frau Meizner Besuch von einer alten Nachbarin, die einfach sehen will, wie es ihr geht. Die Mitarbeiter berichten, dass alles so weit in Ordnung sei. Frau Meizner auch zum Teil die Mahlzeiten selbstständig einnehmen könne, allerdings eben ständige Begleitung brauche, da sie doch zu Fehlhandlungen neige, wie z. B. die Butter in den Kaffee zu rühren.
Die Nachbarin schaut erstaunt und eröffnet der Mitarbeiterin, dass Frau Meizner seit mehr als 40 Jahren jeden Tag am Morgen Butter in den Kaffee rührt, weil sie damit immer ihre Verdauung in Schwung gehalten habe (Ludovicy 2009).

Aufgabe aller Pflegenden sollte es sein, soweit unterstützend zu wirken, dass alte soziale Kontakte erhalten bleiben können und auch Angehörige alte Gewohnheiten mit ihren Menschen mit Demenz beibehalten können (Jones 2000). Das heißt im Sinne einer prothetischen Hilfe wirksam werden und nicht alles ab- und wegnehmen und ausschließlich durch Neues zu ersetzen.

3. Angehörige werden als Wissensträger und soziales Netz nicht genutzt

Die Angehörigen müssen hier eine wichtige Rolle spielen. Sie sind Teil des sozialen Gefüges, das für den Menschen mit Demenz möglichst intakt gehalten werden muss. Die Angehörigen beziehen über den Kontakt zum Menschen mit Demenz selbst eine enorme Ich-Wichtigkeit, die die Mitarbeiter im Heim erkennen und unterstützen lernen müssen. Die Annahme, der Angehörige störe, gehört der Vergangenheit an. Aufgabe der Mitarbeiter sollte es sein, das Wissen um den Menschen mit Demenz zu erweitern und ihm, wenn nötig, prothetische Hilfe zu geben, damit der Angehörige weiter beteiligt bleibt.

Fakt: Die Heime nehmen nicht einzelne Menschen auf, sondern immer auch das dazugehörige soziale Umfeld. Ambulant Pflegende versorgen nicht nur den Klienten, sie dringen auch in einen Teil seines sozialen Netzwerkes ein.

4. Der Mensch mit Demenz ist nicht mehr gesellschaftsfähig

Angesichts der illustren Auftritte von sogenannten Promis fragt man sich, wie der Begriff »gesellschaftsfähig« zu definieren ist. Auch manche von diesen »Promis« sind nicht passend gekleidet oder verhalten sich auffällig. Wer entscheidet also, ob das offizielle Ich noch »vorzeigbar« ist oder nicht? Tatsache ist, dass die Gesellschaft oft nicht fähig ist, mit Menschen mit Demenz gut umzugehen. Angst ist dabei das vorherrschende Symptom, komplettiert durch Unsicherheit.

Die deutschlandweite bürgerschaftliche Initiative »Aktion Demenz e.V.« unterstützt viele Projekte, die den Ansatz der demenzfreundlichen Kommune fördern. Es geht darum, etwas über Demenz zu erfahren, zu akzeptieren, dass Demenz eine Form des menschlichen Lebens ist (Müller-Hergl,

2010) und dass Lebensqualität für diese Menschen nur möglich ist, wenn u. a. Teilhabe, Wohlbefinden, Mobilität, Schmerzfreiheit, Autonomie, Partnerschaften erhalten bleiben (Halek, 2010).

Tipp
Nehmen Sie Kontakte zu Läden, Schulen, Kirchen, Polizei in Ihrer Umgebung auf, um Wissen über die Demenz zu vermitteln und somit Angst zu reduzieren.

26. Fehler: **Störungen werden nicht erklärt**

Sich mit Dingen, die einen interessieren, zu beschäftigen oder mit anderen Menschen in Kontakt zu treten, sind psychische Grundbedürfnisse, die auch Menschen mit Demenz haben. Ob ein Pflegebedürftiger nun ein Angebot angenommen hat, wie sich z. B. eine Zeitschrift oder einen Bildband anzusehen, oder ob sich ein Gespräch mit einem anderen Klienten angebahnt oder ob er schlicht in Gedanken ist: Nicht selten werden diese Handlungen, das In-sich-gekehrt-Sein oder Kontakte kurzerhand von Pflegenden unterbrochen, wenn nach ihrer Ansicht andere Dinge wichtiger sind. Das kann ein Toilettengang sein, aber auch das Mittagessen, das die Einhaltung einer festgelegten Sitzordnung verlangt.

Fakt: Leider wird oft nicht gefragt, ob man kurz stören darf, dann kurz abgewartet, bis die Information angekommen ist (verlängerte Adaptationszeit). Nein, es wird oftmals sofort gehandelt. Menschen mit Demenz werden in ihrem Tun unterbrochen. Die eigene Arbeit als wichtiger einzuschätzen, setzt aber im gleichen Maße die Handlungen von Menschen mit Demenz auf eine niedrigere Stufe.

Fazit **Das eigene Handeln ist immer sinnvoll**

Für Menschen mit Demenz ist das eigene Handeln sinnvoll, auch wenn man den Sinn nicht gleich versteht (vgl. Richard 1999). Das müssen Pflegende erkennen und berücksichtigen.

27. Fehler: Es wird über Menschen mit Demenz gelacht

Tatsächlich gibt es viele Situationen, in denen Pflegebedürftige durch ihr Handeln und ihre Aussagen komisch wirken. »Was haben Sie schöne Rosen auf dem Kopf«, sagte beispielsweise eine demenziell erkrankte ältere Dame, als sie eine junge Frau mit blonden Locken ansah. Die junge Frau lachte. Durfte sie das?

Fakt: Lacht nur der Pflegende, muss sich der Pflegebedürftige in dieser Situation verspottet fühlen. Wir denken, wenn eine pflegende Person eine tragbare Beziehung mit einem Pflegebedürftigen aufgebaut hat und mit ihm mitfühlt, werden wirklich lustige Situationen nur dann aufkommen, wenn beide über die Situation lachen können. Leidet ein Pflegebedürftiger und versucht krampfhaft, die Situation zu meistern, dann wird keine Pflegende diese Atmosphäre als spaßig empfinden.

Fazit **Der Pflegebedürftige ist kein »Clown«**

Pflegenden sollte bewusst sein, dass der Pflegebedürftige keine Handlungsalternativen hat und somit kein »Clown im Zirkus« ist.

28. Fehler: Gefährliche Gegenstände werden von Menschen mit Demenz ferngehalten

»Messer, Gabel, Schere, Licht sind für kleine Kinder nicht.« Doch trifft das auch auf Menschen mit Demenz zu? Pflegende sprechen diesen oft pauschal Kompetenzen ab. Betrachtet man z. B. Stricknadeln aber als ein Utensil, über das sich viele ältere Frauen als fleißige Mütter definieren, ist eine pauschale Ablehnung solcher vermeintlich gefährlichen Werkzeuge für diese Person eine Herabsetzung.

Fakt: Pauschale Verbote können dem Pflegebedürftigen das Gefühl vermitteln, dass er weniger kompetent, nützlich und somit weniger wert ist. Wir wollen hier nur eine kleine Aufzählung von Gegenständen zeigen, die in vielen Diskussionen mit Pflegenden als »nicht möglich!« eingestuft wurden: Stricknadeln, Küchenmesser, Scheren, Zigaretten oder Alkohol.

Ob zuhause durch Angehörige oder durch Mitarbeiter der ambulanten oder stationären Pflege: Wir erleben diese übervorsichtige Vorgehensweise. Aber auch die Menschen mit Demenz sind jahrzehntelang mit diesen Utensilien umgegangen. Warum sollte sich ein demenziell erkrankter Mensch beim Kartoffelschälen häufiger schneiden als wir?

Fazit **Ärger aussprechen, nicht Verbote**

Pflegende sollten über ihre Ängste in diesem Zusammenhang diskutieren. Pauschale Verbote werden dann wohl weniger ausgesprochen.

29. Fehler: Menschen mit Demenz werden weggeschickt

Es geschieht häufig, dass ein Pflegebedürftiger ein Zimmer betritt und eigentlich »nur mal schauen« will oder ein Mitarbeiter mit einer Tätigkeit wie Wäscheverteilen beschäftigt ist und ein Pflegebedürftiger dazukommt. Häufig wird in solchen Situationen der Pflegebedürftige weggeschickt, da er im Moment nicht »passt«. Selbst die einfache Neugier, was wohl dieser

Mensch in diesem Raum oder gar im Zimmer des Klienten macht, wird nicht zugelassen.

Als wir diese Beobachtungen mit den Pflegenden besprachen, wurden oft ganz prinzipielle Fragen nach dem Rollenverständnis der Pflege aufgeworfen und welche Auswirkungen dieses Verständnis auf den Pflegebedürftigen hat. Schließlich sagen viele im Heim: »Wir wollen, dass sich der Bewohner wie zuhause fühlt!« Die ambulanten Kollegen sagen: »Das ist doch schließlich sein Zuhause, wir sind nur Gast!« Wie ernst sind solche Äußerungen gemeint? Wofür brauchen Pflegekräfte ein eigenes Dienstzimmer?

Können Sie sich vorstellen, ohne Dienstzimmer und nur mit einem verschließbaren Schrank für die Medikamente auszukommen? Das haben schon viele Pflegeeinrichtungen bewiesen, bei denen versucht wird, das Zusammenleben mit den Klienten möglichst natürlich zu gestalten.

30. Fehler: Menschen mit Demenz werden wie Objekte behandelt

Alltag in einer Einrichtung und leider auch im häuslichen Bereich: Pflegende schieben Rollstühle und Stühle mit Pflegebedürftigen in alle ihnen als angemessen erscheinenden Positionen. Sie heben Pflegebedürftige ohne Vorankündigung von hinten in die »richtige« Sitzposition, legen Servietten um, wischen Münder ab, setzen Beine auf Fußstützen usw. Pflegebedürftige werden so Schritt für Schritt auf einen Objektstatus reduziert, was ihnen als Person mit Gefühlen und Wahrnehmungen sicherlich nicht entspricht. Alles aber geschieht vermeintlich zum Besten des Pflegebedürftigen. Es tut ihm trotzdem nicht gut. Probieren Sie doch mal aus: Sie sitzen am Tisch und von hinten kommt unvermittelt jemand, legt Ihnen etwas um den Hals und sagt: »Es gibt gleich Essen«, oder greift wortlos an Ihren Stuhl und zieht Sie hoch.

Fakt: Menschen mit Demenz werden zum Objekt gemacht. Diese Tatsache gehört zu denen, die frisch geschulte DCM-Anwender, die selber in der Pflege arbeiten, mit Entsetzen bei ihren ersten Untersuchungen feststellen. Sie erkennen plötzlich ihre eigene, durchaus übliche Verhaltensweise gegenüber Menschen mit Demenz. Oft werden diese personalen Detraktionen sehr schnell von Pflegenden verstanden und abgelegt, vor allem, weil sie durch kleine Selbsterfahrungsübungen leicht nacherlebbar gemacht werden können – z. B. indem man den Stuhl, auf dem ein Mitarbeiter sitzt, ungefragt so weit an den Tisch heranschiebt, wie man glaubt, dass der Betroffene sitzen muss, um gut essen zu können. Ein weiterer »Versuch« wäre es, den Mitarbeiter in einem Rollstuhl ohne Vorankündigung hin und her zu schieben. Obwohl diese personalen Detraktionen leicht von den DCM-Anwendern erkannt werden, gehören sie doch zu den personalen Detraktionen, die in Stresssituationen am ehesten wieder auftreten. Zum Beispiel, wenn Pflegende bemerken, dass Pflegebedürftige sich überall bedienen. Das besondere Augenmerk, das diesen dann gilt, führt zu korrigierenden Handlungen, die die Sitzordnung und die (Un-)Erreichbarkeit von Dingen auf dem Tisch betreffen.

Wir alle trinken bei Volksfesten aus Gläsern, deren Sauberkeit oft fragwürdig ist. Was soll eigentlich geschehen, wenn Frau Müller aus dem Glas von Frau Meier trinkt? Zeigen Sie hier Toleranz und probieren Sie auch unterschiedliche Gefäße für die Klienten aus. Ermutigen Sie Angehörige, eine besondere Tasse von zu Hause mitzubringen oder eine zu kaufen, die wie die Lieblingskaffeetasse von früher aussieht. Vielleicht hilft ein markantes Gefäß dem Pflegebedürftigen, es als sein eigenes zu erkennen. Es sind oft die kleinen Lösungen, die helfen, Menschen ihren berechtigten Freiraum zu belassen.

3 Kommunikation

31. Fehler: **Es wird nur selten Blickkontakt aufgenommen**

Als DCM-Anwenderinnen beobachten wir häufig, dass viele Kontaktaufnahmen durch die Pflegenden nicht in der gewünschten Form bei dem Pflegebedürftigen ankommen. Dies geschieht insbesondere dann, wenn Mitarbeiter den Pflegebedürftigen von einer weit entfernten Stelle im Raum ansprechen und dieser durch sein eingeschränktes Gesichtsfeld und eine verlängerte Adaptationszeit den Kontakt nicht wahrnehmen kann.
Fakt: Mit demenziell erkrankten Menschen zu kommunizieren, in Kontakt zu treten, ist ein wichtiger Part, wenn es um die Entwicklung von Lebensqualität geht.

Info
Nimmt der Pflegende eine Körperhaltung ein, die den Blickkontakt auf Augenhöhe mit dem Pflegebedürftigen ermöglicht, kann er einschätzen, ob der Pflegebedürftige momentan bereit ist, zuzuhören, ob er die Botschaft tatsächlich verstanden hat und ob seine Antwort zur Botschaft passt. Hilfreich ist das Hervorheben der Mundpartie durch Lippenstift, um die Aufmerksamkeit des Pflegebedürftigen besser lenken zu können (vgl. Jones 2000). Pflegende sollten den Blickkontakt auch dann halten, wenn der Pflegebedürftige etwas erzählt. So zeigen sie, dass sie am Thema interessiert sind und dass die Meinung des Pflegebedürftigen wichtig ist.

32. Fehler: **Sprache und Stimme werden nicht angepasst**

Meist werden beim Versuch, eine Verständigung mit dem demenziell Erkrankten zu erzeugen, die Sätze immer kürzer, sogar reduziert bis auf Einwortsätze, und die Stimme immer lauter.

Fakt: Sprache und Stimme müssen auf den Menschen mit Demenz eingestellt werden. Nicht zu verstehen oder nicht verstanden zu werden, ist ein immerwährendes Problem in der Altenpflege. Hierfür gibt es viele Ursachen, die teilweise mit technischen Hilfsmitteln gelöst werden können. Spricht man mit Erkrankten, muss man sich ganz auf sie einstellen. Gründe für Nichtverstehen sind oft viel zu lange Sätze und/oder die wenig angepasste Stimme.

Tipp

Besser wäre es, von Anfang an wie folgt vorzugehen:

- Sprechen Sie deutlich und mit fester und gleichmäßiger Stimme.
- Sprechen Sie langsam.
- Formulieren Sie Ihre Anliegen in kurzen, direkten und präzisen Sätzen.

Versuchen Sie bei starker Schwerhörigkeit nicht nur, etwas lauter zu sprechen, sondern gleichzeitig die Stimmlage ganz gering zu erhöhen Passen Sie die Stimme der Stimmung an. Ein lautes »Hallöchen!« beim Betreten eines ruhigen Aufenthaltsraumes irritiert und entspringt wohl eher dem Wunsch des Mitarbeiters, mal etwas »Leben in die Bude« zu bringen, ohne wirklich auf die Belange der Pflegebedürftigen einzugehen.

33. Fehler: Zeichensprache/Gestik wird nur bei Gehörlosen eingesetzt

Gerade im Kontakt mit demenziell Erkrankten kann der gezielte Einsatz von nonverbalen Signalen sehr hilfreich dabei sein, das gesprochene Wort zu unterstützen.

Beispiel **Möchte Herr Hirsch noch etwas trinken?**

Eine Mitarbeiterin möchte wissen, ob Herr Hirsch, der sehr schwerhörig ist, noch etwas Saft trinken möchte. Was kann sie tun?

- Sie versucht mehrmals vergeblich, Herrn Hirsch zu fragen, und gießt dann einfach ein.
- Sie zeigt ihm die Saftpackung und unterstützt die Frage mit einer eindeutigen Geste des Trinkens und einem fragenden Gesicht.
- Sie schreibt die Frage auf ein Blatt und fragt gleichzeitig nach eventuell gewünschten Alternativen. Leider wissen viele Mitarbeiter oftmals aber nicht, ob die Pflegebedürftigen noch lesen können!

Wichtig ist hier der Hinweis, dass Mimik und Gestik dem Inhalt des Gesagten entsprechen müssen. Damit ist zum einen die Mimik der Pflegenden gemeint, wenn sie eine Frage stellt, aber auch, wenn sie den Worten eines Pflegebedürftigen folgt. Die Mimik der Mitarbeiterin zeigt dem Pflegebedürftigen, ob seine Worte richtig verstanden wurden.

Nicht hilfreich sind die oft beobachteten Situationen, in denen ein Pflegebedürftiger über einen Umstand besorgt ist, und ein Pflegender dann nur kurz lächelt und weitergeht, weil er sich den Sorgen, die der Pflegebedürftige täglich zeigt, entziehen möchte. Meist konnten wir als DCM-Anwenderinnen in diesen Momenten beobachten, dass die Stimmung des Pflegebedürftigen noch schlechter wurde.

Fazit **Ein kurzes Spiegeln der Gefühle und Trost sind eine gute Reaktion**

Pflegende müssen lernen, auf nonverbale Signale seitens der Pflegebedürftigen zu achten. Sie können hilfreich sein, wenn man erfahren möchte, ob das Anliegen verstanden wurde oder nicht, und sollten dringend berücksichtigt werden, wenn die verbale Kommunikation nicht mehr möglich ist!

34. Fehler: Die Konsequenzen einer eingeschränkten Sprache werden nicht beachtet

Viele Pflegebedürftige zeigen Symptome, die auf eine eingeschränkte Sprachproduktion hinweisen. Wörter werden nicht mehr passend verwendet und häufig nicht mehr erinnert. Diesen Umstand müssen Pflegende bei der Kommunikation berücksichtigen und sehr geschickt und flexibel reagieren.

Beispiel **Welche Jacke soll es denn heute sein?**

Herr Ludwig wird gefragt, welche Jacke er heute tragen möchte, und sagt: »Die weiße Jacke!«, schaut aber gleichzeitig auf die blaue Jacke.

Man könnte wie folgt reagieren:

- Am besten wäre es, wenn der Mitarbeiter zurückfragt: »Diese Jacke?«, auf die blaue Jacke zeigt und die Antwort abwartet.
- Er könnte auch sagen »Ach, Sie meinen die blaue Jacke?« und die Antwort abwarten. In diesem Fall könnte der Pflegebedürftige seinen Irrtum bemerken und ggf. verunsichert reagieren. Eine Situation, die wir vermeiden sollten.
- Die Reaktion, trotz eindeutigem Blick auf die blaue Jacke, die weiße Jacke zu nehmen und sie dem Pflegebedürftigen anzuziehen, kann Konflikte erzeugen, die vermeidbar gewesen wären. Setzt der Mitarbeiter eine Dis-

kussion darüber in Gang, dass der Pflegebedürftige doch gesagt hätte, dass er die weiße Jacke wünscht, dann gehört diese Situation ebenfalls zu denen, die wir vermeiden müssen.

35. Fehler: Pflegende reagieren mit eindeutig negativen Gesten

Schimpfen und Anklagen, das Pflegende in Kontakten mit demenziell Erkrankten mitunter zeigen, sind kein Verhalten, dass das Personsein fördert (personale Detraktion). Pflegende, die ihr Handeln gut reflektieren, zeigen diese personalen Detraktionen kaum.

Fakt: Pflegende bewerten Verhaltensweisen von Menschen mit Demenz oft durch nonverbale Reaktionen negativ. So beobachteten wir häufig sogenannte eindeutige Gesten, die jedem, auch dem Menschen mit Demenz, ganz deutlich zeigten, was Pflegende von der Situation, dem Handeln oder dem Gesagten hielten. Das genervte Stöhnen, das abrupte Wegdrehen, die erhobenen Hände – all das sind tief eingeprägte und somit erkennbare Zeichen von negativen Wertungen.

Fazit **Auch negative Gesten erzeugen Reaktionen**

Pflegende müssen wissen, dass auch ihre negativen Gesten von Pflegebedürftigen erkannt werden und genauso die Persönlichkeit untergraben können wie Worte. Versetzen Sie sich für einen Moment in die Person, die eine negative Geste »geerntet« hat und Sie merken schnell, wie verletzend diese Gesten sein können.

36. Fehler: Es werden zu viele akustische Reize eingesetzt

Im Zimmer läuft der Fernseher meist schon bei der morgendlichen Pflege. Im Gemeinschaftsraum dudelt das Radio oder ein CD-Player. Das ist Alltag in Pflegeeinrichtungen, aber auch im häuslichen Bereich laufen akustische Geräte über Stunden. Wie in der Neuerscheinung von Dementia Care Mapping 2014 (S. 73) bestätigt wird, sind Menschen mit Demenz »deutlich sensibler, störbarer und leichter zu überfordern als Menschen ohne kognitive Beeinträchtigungen.«

Fakt: Pflegende schalten externe und somit störende Geräuschquellen bei den Gesprächen mit Menschen mit Demenz nicht immer aus. Es fällt aber entschieden leichter, sich auf ein Gespräch zu konzentrieren, wenn es im Raum ruhig ist. Entsprechend müssen Pflegende eine förderliche Atmosphäre schaffen. Dazu gehört:

- das Abstellen von Radio und Fernseher,
- das Schließen der Zimmertür, um Geräusche vom Flur zu verhindern,
- das Vermeiden von Störungen durch lautes Telefonklingeln,
- das Vermeiden von Störungen durch andere Pflegende.

Info
Eine ruhige Atmosphäre tut nicht nur den Pflegebedürftigen gut, sondern auch den Pflegenden.

37. Fehler: Die Gelegenheit zum Handschlag wird nicht genutzt

Mitarbeiter aus der Pflege sind oft irritiert, wenn wir sie fragen, wie ihr erster Kontakt mit den Pflegebedürftigen am Morgen aussieht, wenn sie ihnen beim Aufstehen helfen. Ist es ein Handschlag oder ein freundliches Lächeln, wobei bereits die Decke hochgehoben wird? Versetzt man sich in die Situation eines Menschen mit Demenz, der die freundliche Pflegekraft, die vor seinem Bett steht, gar nicht erkennt, ist das schon ein recht merkwürdiges Szenario.

Fakt: Pflegende setzen den Handschlag als eine sozial allgemein akzeptierte Berührung zu wenig ein. Wir denken, dass eine Berührung der Situation angepasst sein und vor allem dem Menschen mit Demenz Orientierung geben und ihn als Person bestätigen muss. Ein Handschlag kann da sehr hilfreich sein, wenn das Gegenüber Fremdsein verspürt.

Auch die Zeiten mit Corona haben den Handschlag aus der Mode gebracht, geradezu verpönt. Der Handschlag als Begrüßung ist für die ältere Generation immer noch ein Akt der Höflichkeit und Selbstverständlichkeit. Lebt der Klient zuhause oder ist in einer Einrichtung, wird er wohl keine gefährlichen Keime haben – woher sollte er sie haben? Die Pflegekräfte desinfizieren sich ja die Hände, bevor sie zum Klienten gehen. Wenn Klienten bspw. aus dem Krankenhaus zurückkommen, wäre es eine gute Idee, auch diesen die Hände zu desinfizieren.

Fazit **Die Wirkung einer förmlichen Kontaktaufnahme**

Berührung soll eine positive Übereinstimmung mit ihrem Gesprächspartner und dessen Selbstachtung fördern. Oft wäre eine förmliche Kontaktaufnahme ein wichtiger Türöffner, der eine Beziehung zulässt, die dann einen guten Pflegekontakt ermöglicht. Vielleicht würden sich auf diese Weise einige Probleme gleich beim morgendlichen Waschen von Pflegebedürftigen vermeiden lassen.

38. Fehler: **Berührungen werden nicht adäquat eingesetzt**

Wie oben beschrieben, ist die Qualität von Berührung ein wesentlicher Aspekt, wenn es um Kontaktaufnahme geht. Berührung ermöglicht die gefühlsmäßige Kontaktaufnahme mit der Persönlichkeit des Pflegebedürftigen, die oft hinter der Erkrankung »versteckt« ist (vgl. Jones 2000). Aber wie soll die Berührung konkret aussehen? Wer bestimmt hier die Distanz und die Nähe?

Fakt: Pflegende setzen Berührungen oft nicht der Situation angepasst ein. In unseren Beobachtungen hatten wir häufig den Eindruck, die Frequenz von Berührungen werde von den Pflegenden gesteuert. Umarmungen, Streicheln oder Liebkosungen schienen von den Pflegenden wie im Gießkannenprinzip über die Pflegebedürftigen »verteilt« zu werden.

Dabei gilt: Die Signale der Pflegebedürftigen müssen sehr gut beachtet werden. Wollen diese gleich umarmt werden oder ist für sie eine vorsichtige Berührung am Arm bei einem ernsthaften Gespräch ausreichend? Gibt es Situationen, wo ein sonst eher zurückweisender Pflegebedürftiger große Angst zeigt und Nähe und Halt benötigt? Können die Pflegenden dann die Nähe erzeugen, die er braucht? Stabile Bindungen sind für Menschen mit Demenz wichtig.

Fazit **Achten Sie auf die aktuelle Befindlichkeit**

Die Qualität der Kontakte, auch der Berührungen, wird vor allem von der aktuellen Befindlichkeit der Pflegebedürftigen bestimmt.

39. Fehler: Kosenamen werden unreflektiert benutzt

Im engen Zusammenhang mit dem oben beschriebenen Problem steht das Benennen von Pflegebedürftigen mit Kosenamen wie »meine Süße« oder »Schätzchen«. Alte Menschen mit Demenz sind keine Kinder!

Fakt: Ein wertschätzender Umgang erfordert auch eine angepasste Ansprache, wozu immer ein »Sie« bzw. die Anrede »Herr …« oder »Frau …« gehört. Sollte der »angeheiratete« Name bei Frauen nicht mehr erkannt werden, kann auf den Geburtsnamen und ggf. »Fräulein …« zurückgegriffen werden.

Info

Der Vorname und das »Du« sollte nur in Fällen genutzt werden, in denen der Nachname nicht mehr verstanden wird. Beachtenswert ist, dass diese Erreichbarkeitshöhe (vgl. Böhm 1999b) individuell von verschiedenen Faktoren abhängen kann (z. B. Stimmungen, Stress, Tätigkeiten, Tageszeit) und somit nicht stabil sein muss. Wenn das »Du« die geeignete Kommunikationsform in bestimmten Situationen darstellt, muss jeder Mitarbeiter – auch ein Praktikant – darüber Bescheid wissen.

Pflegende sollten die aktuelle Erreichbarkeit bei der Kontaktaufnahme stets berücksichtigen und entsprechend adäquat reagieren. Das kann durchaus dazu führen, dass eine Pflegebedürftige morgens »Frau Professor« ist, die Respekt erwartet wie zu ihrer damaligen Berufszeit, abends aber nur auf »Käthchen« reagiert und umsorgt und gedrückt werden möchte. Trotzdem wird sie am nächsten Morgen wieder mit »Frau Professor« angesprochen.

40. Fehler: **Auf Wiederholungen wird mit Ungeduld reagiert**

Sicher kennen Sie das: Der Mensch mit Demenz stellt wieder und wieder dieselbe Frage und irgendwann bekommt er die Antwort: »Das habe ich Ihnen heute schon ein paar Mal gesagt« (vgl. Powell 2000).

Diese Reaktion kann verschiedene Ursachen haben: Häufig ist es für Pflegende, aber auch für Angehörige, kaum vorstellbar, dass das Gedächtnis einen so im Stich lassen kann, dass eine gerade erst gestellte Frage und die darauf erfolgte Antwort bereits nach einigen Augenblicken völlig vergessen werden. Selbst wenn bekannt ist, dass bei einer demenziellen Erkrankung das Kurzzeitgedächtnis stark betroffen sein kann, bleibt es oft ein Problem, sich in diese Situation hineinzuversetzen.

Fakt: Unverständnis erzeugt oft Ungeduld. Entsprechend können die Reaktionen der Pflegenden die Unsicherheit des Pflegebedürftigen weiter schüren, was dann nicht selten zur Verstärkung des Symptoms führt.

Info

Ruhiges Beantworten der Frage mit Worten, die man aus Erfahrungen mit dem Pflegebedürftigen als hilfreich erkannt hat, ist sinnvoll. Fragt ein Pflegebedürftiger beispielsweise beständig nach seinem Geld und man weiß aus Gesprächen, dass dieser als einzigen sicheren Aufbewahrungsort seine »Sparkasse« einschätzt, dann kann ein Satz wie »Ihr Geld liegt sicher auf Ihrem Konto in der Sparkasse in der Lindenallee« sehr hilfreich sein.

Gut wäre es, wenn eine solche Antwort, die man auch als singulären Impuls bezeichnen kann (vgl. Böhm 1999b), von allen Pflegenden in gleicher Form gegeben werden würde. Dies kann in entsprechenden Fallbesprechungen weitergegeben werden. Es kann auch hilfreich sein, die für den Pflegebedürftigen wichtige Aussage aufzuschreiben und ihm so die Möglichkeit zu geben, sich selbst immer wieder zu orientieren und Sicherheit zu finden. Dazu müssen Pflegende wissen, ob der Pflegebedürftige noch lesen kann und welche Schrift (z. B. auch Sütterlin) oder welche Größe der Buchstaben notwendig ist, damit der Pflegebedürftige dieses Angebot nutzen kann.

41. Fehler: **Aussagen werden korrigiert**

Manche Pflegende korrigieren Aussagen von Menschen mit Demenz, weil diese aus ihrer Sicht falsch sind. Das klassische Beispiel hierfür ist, wenn Pflegebedürftige behaupten, dass sie zu ihrer Mutter gehen müssten, weil diese mit dem Mittagessen auf sie warte. Manche Pflegende rechnen dann sehr freundlich vor, dass das doch gar nicht stimmen könne, denn: »Wie alt sind Sie denn? – Da muss Ihre Mutter ja über 100 Jahre alt sein!« Und da das nicht der Fall sei, müsse sie folglich schon gestorben sein! Erschrockenheit, Verzweiflung und Ungläubigkeit sind nicht selten das Ergebnis dieser Korrektur.

Fakt: Diskussionen auf der Faktenebene helfen Pflegebedürftigen nicht. Biografisches Arbeiten und validierendes Begleiten kann das Repertoire von hilfreichen Antworten auf diese schweren Situationen erweitern und die emotionale Not des Pflegebedürftigen etwas lindern.

Fazit **Regelmäßiges Training ist wichtig**

Pflegende brauchen ein entsprechendes Training, das neben gezielten Fortbildungsinhalten vor allem praxisnahe Fallbesprechungen beinhalten sollte, um ihnen wirklich nützlich zu sein (vgl. Powell 2000; Richard 1994, 1996, 1999; Percy/Zemlin 2000).

42. Fehler: Schlüsselwörter werden zu wenig eingesetzt

Oft werden demenziell Erkrankte mit sogenannten offenen Fragen konfrontiert: »Wie war das eigentlich früher mit dem Schulunterricht?« – »Frau Lindner, erzählen Sie mir mal etwas aus Ihrer Kindheit?«

Fakt: Viele Pflegebedürftige können auf diese Form von Fragen nicht mehr reagieren, weil sie zu dem Thema keine entsprechenden Konzepte, Bilder oder Vorstellungen aktivieren können (vgl. Powell 2000).

Tipp

Lassen Sie in Ihre Fragen eigene Erlebnisse oder Erinnerungen einfließen. Schlüsselwörter aus der Biografie, wie z. B. der Name der Grundschullehrerin, den Sie in einem Zeugnis gefunden haben, oder der Lieblingsort, an dem der Pflegebedürftige als Kind gespielt hat – womöglich noch unterstützt von Fotografien –, erleichtern es, über Erlebnisse zu sprechen. Sie können ein guter Weg sein, um die Qualität der Kontakte zu verbessern und somit Augenblicke mit wirklicher Lebensqualität zu füllen (vgl. Maciejewski et al. 2001; Böhm 1999a, 2002). Sie können konkrete Situationen ansprechen, über die Sie eventuell schon einiges wissen. So bauen Sie hilfreiche Brücken, wenn dem Pflegebedürftigen der Gedankenfaden einmal reißen sollte.

43. Fehler: **Es werden Entscheidungsfragen gestellt**

Auf der einen Seite wird Menschen mit Demenz komplett die Fähigkeit abgesprochen, eine richtige Entscheidung zu treffen. Ebenso problematisch kann es aber auch sein, wenn sie mit einer Entscheidung überfordert werden. Manche Pflegebedürftige können Fragen wie »Was möchten Sie heute Abend essen?« nicht beantworten, weil sie sich an Lebensmittel oder deren Zusammenstellung nicht mehr erinnern (vgl. Powell 2000).

Tipp

Hilfreich sind hier kleine Angebote wie: »Sie haben mir mal erzählt, dass Sie gern Matjesheringe oder eine Leberwurststulle zum Abend essen, so richtig nach Hausfrauenart. Wäre das etwas, wonach Ihnen heute der Sinn stehen würde?« Die Treffsicherheit der Vorschläge hängt natürlich davon ab, wie viel z. B. ein Pflegender über den Pflegebedürftigen und seine bevorzugten Speisen weiß, die nicht selten in dessen früherer Biografie ihren Ursprung haben.

44. Fehler: **Auf Erzählungen wird nicht eingegangen**

Nicht nur Angehörige, sondern auch viele Mitarbeiter sehen es als ein Problem an, wenn ein Pflegebedürftiger immer wieder mit der »gleichen alten Geschichte« anfängt. Sie wissen nicht, was sie sagen sollen, weil sie kein Hintergrundwissen oder eine andere Meinung zu der Geschichte haben und nicht streiten wollen – oder sich davon einfach »genervt« fühlen. Die Folge davon ist, dass Angehörige oder Pflegende nicht auf diese Erzählungen eingehen. Stattdessen erhält der fragende Klient Antworten auf eine Frage, die er nicht gestellt hat. Der Klient ist in Gedanken an sein Zuhause und hat Sorge, zu spät zu kommen. Er sagt: »Ich muss nach Hause« und erhält nicht selten Antworten wie »Es gibt gleich Kaffee!«

Fakt: Powell (2000) rät allen, die Menschen mit Demenz begleiten, sich dieses Verhalten zu erklären: Ein Mensch mit Demenz verfügt nicht mehr über aktuelle Informationen und so greift er für Gesprächsinhalte, Handlungen und einfache Kontaktaufnahme auf Altbewährtes zurück. In diesen Themenkreisen fühlt er sich kompetent, da kann er mitreden und weiß eventuell mehr als sein Gegenüber.

Fazit **Auch bei bekannten Themen aufmerksam zuhören**

Tatsächlich aktiviert ein Pflegebedürftiger bei Gesprächen über die Vergangenheit genau die Gefühle, die mancher Therapeut mit intensiv vorbereiteten Beschäftigungsprogrammen anvisiert, aber leider oft nicht erreicht. Das Zuhören bei der »ewig gleichen Geschichte« kann für beide Seiten sehr befriedigend sein. Pflegende sollten sich auf das Thema einlassen, sich dafür interessieren und, wenn irgend möglich, mit Materialien unterstützen (vgl. Powell 2000). Geben Sie Menschen bitte keine Antworten auf Fragen, die gar nicht gestellt wurden und somit auch nicht in das Hier und Jetzt des Klienten passen.

45. Fehler: Menschen mit Demenz werden zum Nachdenken aufgefordert

»Denken Sie doch mal nach!« ist eine Aufforderung, die auch an Menschen mit Demenz gestellt wird und das gar nicht so selten.

Fakt: Fragen wie: »Was haben Sie denn gestern Nachmittag gemacht?« oder: »Wissen Sie, was wir heute für einen Tag haben?« können Menschen mit Demenz in die Enge treiben, weil sie sich einfach nicht mehr erinnern. Da helfen auch keine Ermutigungen wie: »Wenn Sie in Ruhe nachdenken, fällt es Ihnen bestimmt gleich ein.« Diese Strategie hat bei den meisten von uns auch beispielsweise im Mathematikunterricht in der Schule nichts geholfen.

Fazit **Biografisches Wissen als Hilfsmittel nutzen**

Pflegebedürftige brauchen hilfreiche, methodisch gut durchdachte Mittel, um wieder auf die »Erinnerungsspur« zu kommen. Nützlich ist dann biografisches Wissen, das die Pflegenden einstreuen. Sie können auch versuchen, den Pflegebedürftigen daran zu erinnern, was er gerade gesagt hat: »Sie haben mir über Ihre Ferien in Spanien erzählt« (vgl. Powell 2000).

46. Fehler: **Es werden Schuldfragen diskutiert**

»Ich muss mir doch nicht alles gefallen lassen und dieser Ton von Herrn Krüger ist nicht in Ordnung!« Diese Verärgerung über das vermeintlich ungehörige oder gar ungezogene Verhalten eines Pflegebedürftigen ist Inhalt vieler Fallbesprechungen, die wir begleitet haben. Hierbei ist es immer notwendig, sich die Situation genau anzuschauen, in welcher der Konflikt offensichtlich eskalierte.

Fakt: Wichtig ist, dass den Pflegenden deutlich wird, an welcher Stelle sie den Pflegebedürftigen überfordert haben. Denn dieser hat leider nicht mehr die Fähigkeit, die gesamte Situation zu überblicken, alle Fakten zu berücksichtigen und ein »geschultes« Konfliktvermeidungsverhalten an den Tag zu legen. Gab es vielleicht Irrtümer, die den Konflikt erzeugten? Wenn ja, wer trägt hierfür die Verantwortung?

Tipp

Aus eigenen Erfahrungen können wir sagen, dass ein defensiver Umgang der Pflegenden dabei hilft, die Atmosphäre rasch zu »entladen«, den Pflegebedürftigen aus der Stresssituation herauszuführen und Wohlbefinden zu erzeugen. Schuldfragen sollten mit Demenzerkrankten nicht diskutiert werden (vgl. Powell 2000).

47. Fehler: **Falsche Aussagen werden umgehend richtiggestellt**

Wir sind es im Alltag gewöhnt, dass vor allem Fakten zählen: Was hat jemand gesagt, was hat jemand getan ... und wir nehmen diese Worte unseres Gegenübers wahr und ernst. Reagiert dann jemand ganz anders, als er zuvor gesagt hat, fühlen wir uns irritiert oder gar gekränkt. Dieses Verhalten ist für uns im Alltag normal.

Begleiten wir Menschen mit Demenz, werden wir häufig in Situationen kommen, in denen der Pflegebedürftige Aussagen, die er vor einigen Augenblicken getroffen hat, nicht mehr erinnert oder in denen er womöglich kurze Zeit später genau das Gegenteil behauptet.

Diese Erinnerungslücken sind Symptome einer Demenz. Interessanterweise haben wir häufig beobachtet, dass Pflegende trotzdem versuchen, dieser Situation auf der »Faktenebene« zu begegnen.

Beispiel **Fakten sind nicht immer wichtig**

Eine Klientin entschließt sich, das Angebot einer Beschäftigungstherapeutin anzunehmen und leistet ihr Gesellschaft, während die Therapeutin ein Bild malt. Die Therapeutin versucht, die Pflegebedürftige in ein Gespräch zu verwickeln, und fragt sie, was sie nun malen soll. Die Pflegebedürftige entscheidet sich für Birnen. Die Therapeutin malt und ... die Pflegebedürftige sagt zum Schluss, dass ihr ausgerechnet Birnen gar nicht gefallen. Die Therapeutin versucht sich damit zu verteidigen, dass sie doch nur gemalt hätte, was die Pflegebedürftige gewünscht hat. Die Pflegebedürftige schüttelte über solche Aussagen nur entsetzt den Kopf. Das kann sie unmöglich gesagt haben, denn dieses Obst vertrage sie schon seit Kindertagen nicht.

Gleiche Situationen können auftreten, wenn es um die Frage geht, ob der Pflegebedürftige schon gefrühstückt hat oder nicht, und Pflegende erleben häufig, dass Fakten nicht weiterhelfen, sondern eher den Konflikt schüren.

48. Fehler: **Es wird sich strikt an der Realität orientiert**

Wer mit demenziell Erkrankten arbeitet, hört immer wieder Dinge, die nicht in »unsere Welt« passen oder die wir schlicht als falsch ansehen müssen. So sagt z. B. ein älterer Herr, er müsse nun zur Arbeit. Eine ältere Dame sagt, sie müsse zu den Kindern. Eine andere Dame äußert, sie müsse nun aber nach Hause, ihre Mutter warte schon. Solche und ähnliche Aussagen sind

Alltag bei vielen demenziell Erkrankten. Manche Angehörige und Pflegende glauben, wenn sie dem demenziell Erkrankten nur lange genug die Wahrheit sagen, wird er sie irgendwann auch einmal realisieren. Schließlich soll man sein Gegenüber nicht belügen.

Fakt: Die Wahrheit, die wir kennen, geht nicht mit der des demenziell Erkrankten konform. Ihn also damit zu konfrontieren, bringt nichts außer schlechter Stimmung. Es hilft nicht, »ewig« mit dem demenziell Erkranken zu diskutieren oder ihn zu reglementieren. Geschweige denn lässt sich eine Mutter, die in Sorge um ihre Kinder ist, mit Antworten wie »Es ist alles in Ordnung, setzen Sie sich, es gibt gleich Kaffee« beruhigen.

Fazit **Korrigieren Sie den Pflegebedürftigen nicht**

Lassen Sie ihn in seiner Welt und daraus erzählen. Wer vermeintlich zur Arbeit möchte, hatte sicher einen interessanten, erfüllenden Job. Wer die Kinder versorgen möchte, hatte wohl viel Verantwortungsgefühl. Und wer nach Hause zur Mutter möchte, der hatte sicher eine solche, über die sich das Erzählen lohnt. Versuchen Sie, das Gespräch nicht abzublocken, hören Sie zu und spenden Sie Trost.

49. Fehler: **Ungereimtheiten werden konsequent aufgeklärt**

Die Geschichten alter Menschen sind oft interessant, manchen könnte man stundenlang zuhören. Wenn sie erzählen, wie sie lebten, was sie erlebten, wie sie sich oftmals durchschlagen mussten. Welche Hindernisse sie zu überwinden hatten, welchen Ideenreichtum sie oftmals benötigten, um zu überleben. Einige Menschen haben dabei echtes Talent, in bunten Farben und mitreißend zu erzählen.

Bei manchen dieser Geschichten tauchen aber mitunter auch Ungereimtheiten auf. Jahreszahlen, Reihenfolgen, Orte stimmen nicht. Häufig haben wir beobachtet, dass Pflegende dann konsequent berichtigen.

Fakt: Wenn wir unsere Vergangenheit betrachten, haben auch wir nicht zu allen Erlebnissen das nötige Detailwissen mehr parat. Wir merken das, wenn wir uns mit Bekannten oder Verwandten über Dinge unterhalten, die wir gemeinsam erlebten. Jeder hat eine andere Wahrnehmung und Sicht auf die Dinge. Und jeder hat für sich gesprochen recht. In der Erinnerung verwischt sich zudem einiges. Des Weiteren ist festzustellen: Wir alle haben unsere Lebenslügen, kleinere oder größere. Niemand außer uns selbst weiß, wie es wirklich war, manches redet man sich auch passend.

Fazit **Jeder hat seine eigene Wahrheit**

Pflegende sind nicht dazu da, dem Gegenüber Ungereimtheiten aufzuzeigen. Wer von sich beispielsweise behauptet, als Kapitän auf einem großen Dampfer tätig gewesen zu sein, der wird als »Kapitän« empfangen. Für wen ist es wichtig, ob der Kapitän am Ende in Wirklichkeit nur ein Matrose war? »Der Hauptmann von Köpenick« hatte sich schließlich am Ende auch als ein solcher gefühlt und gegeben.

50. Fehler: **Es wird ausschließlich hochdeutsch gesprochen**

Sprache und Dialekte kommen bei der Pflege von Menschen mit Demenz nicht oft zum Tragen. Doch diese fühlen sich in einem Gespräch mit anderen, die die gleiche Sprache sprechen, wie zu Hause. Damit sind auch Dialekte gemeint.

Nehmen wir an, Sie sind Hamburger und arbeiten in Dresden. Beide Städte sind schön und liegen an der Elbe. Treffen Sie in Dresden auf einen Menschen aus Hamburg, sprudeln wahrscheinlich die Fragen von allein: Woher man denn genau sei? Ob man denn auch ... kenne? Man hat gemeinsame Themen und kommt schnell in Kontakt.

Fakt: Besonders betroffen sind Menschen mit Demenz, die in anderen Kulturkreisen aufgewachsen sind und nun in einem deutschen Pflegeheim leben oder von Mitarbeitern eines deutschen Pflegedienstes versorgt werden. Sicherlich ist es kaum machbar, dass Pflegekräfte Dialekte oder Fremdsprachen lernen, aber ein paar Worte, ein »Moin, Moin« in Hamburg oder ein »Grüß Gott« in Bayern kann eine Situation sehr verändern.

Fazit **Sprache wirkt - vielfältig**

Sprache schließt Seelen auf, kann aber auch sehr irritierend wirken. Es kann durchaus sein, dass die deutsche Sprache bei Menschen mit Demenz, die z. B. aus dem russischen Kulturkreis stammen, auch negative Erinnerungen durch Kriegserlebnisse erzeugen kann. Diese Fälle sollten mit entsprechendem Feingefühl behandelt und ggf. versucht werden, Pflegende mit russischen Sprachkenntnissen mit der Begleitung zu betreuen, aber zumindest wichtige Worte verstehen und sprechen lernen zu lassen.

4 Milieu

51. Fehler: Wer einnässt oder die Toilette nicht findet, bekommt Inkontinenzmaterial

Pflegende reagieren auf das Nichtbenutzen von Toiletten durch die Pflegebedürftigen häufig mit dem Anlegen von Inkontinenzmaterial. Sie berichteten in Fallbesprechungen, dass einige Menschen mit Demenz am Tag und/oder nachts keine Toilette aufsuchen, sondern in Vasen, Blumentöpfe, Papierkörbe, in Ecken oder einfach auf den Boden urinieren. Um das zu verhindern, werde Inkontinenzmaterial angewandt (vgl. Percy/Zemlin 2000) an. Die stille Hoffnung dabei: Weil es länger dauert, das Inkontinenzmaterial abzulegen, erhöht sich die Wahrscheinlichkeit, dass man den Pflegebedürftigen noch auf die Toilette bringen kann bzw. dass ihm das Ausziehen schlichtweg zu schwerfällt.

Fakt: Für das Nichtbenutzen von Toiletten kann es viele Gründe geben. Wir können hier kaum eine erschöpfende Antwort geben, aber anhand von einigen Beispielen Handlungsalternativen anführen:

- Die Toilette wird nicht gefunden, weil alle Türen auf dem Flur gleich aussehen. Viele Menschen mit Demenz haben erhebliche Probleme, sich in den Räumlichkeiten zurechtzufinden – und dies Tag für Tag aufs Neue! Ein Schild an der Tür reicht nicht immer aus, denn dann müssten die Betroffenen systematisch alle Türen abgehen und die Schilder lesen. Dies werden die wenigsten tun, schon gar nicht unter dem Druck, jetzt schnellstens eine Toilette finden zu müssen. Toilettentüren brauchen markante Wegweiser, die man auch aus der Ferne erkennt. Das müssen nicht immer die offiziellen Mann-/Frau-Schilder sein, die meistens sowieso zu hoch hängen. Böhm (1999a) berichtet von guten Erfolgen, wenn sich Toilettentüren markant von den anderen Türen unterscheiden. Prägungszeitmäßig haben Holztüren mit einem Herz in Gesichtshöhe hohen Wiedererkennungswert.

- Die Toilette wird nicht als das vertraute »stille Örtchen« erkannt. Ursache dafür können die in Pflegeheimen weitverbreiteten weißen Fliesen, die generelle Helligkeit, aber auch das moderne Toilettenbecken sein. Selbst Menschen ohne Demenz werden auf fremden Toiletten ab und an Probleme haben, auf Anhieb den Spülknopf zu finden – nur können sie sich dessen Platzierung merken. Aber ein demenziell Erkrankter, dem das Kurzzeitgedächtnis nicht mehr hilft, Orientierung zu bekommen, wird jedes Mal wieder suchen müssen, um die Toilette ordentlich verlassen zu können. Kurzum: Eine Toilette, die unbekannt ist und somit unsicher macht, wird gemieden. Um dies zu ändern, haben einige Einrichtungen begonnen, auf moderne Technik in der Toilette zu verzichten und den Raum eher in einem Stil zu gestalten, der der Generation der Pflegebedürftigen entspricht. Manche haben die Zugspülung wieder angebracht, andere haben eine Toilette in Form eines Plumpsklos, weil in der entsprechenden Region diese Art sehr lange verbreitet war. Wie weit und in welcher Form bauliche Veränderungen vorgenommen werden, hängt grundsätzlich von den Pflegebedürftigen ab. An dieser Stelle sollte kurz angemerkt werden, dass in Pflegeheimen oft nicht nur die Toiletten den Bedürfnissen der Pflegebedürftigen wenig angepasst sind, sondern auch die Bäder. Diese sind selten so gestaltet, dass sie der Prägungszeit der Pflegebedürftigen entsprechen, wirken kalt und wenig intim. Neben der zu berücksichtigenden individuell ausgeprägten Neigung bzgl. der »Badelust«, die akzeptiert und dokumentiert werden muss, ist die Schaffung einer vertrauten Umgebung eine Grundvoraussetzung für Lebensqualität auch bei der Körperpflege.
- Die Macht der Gewohnheit bestimmt das Handeln des Menschen. Wiederholt berichten Mitarbeiter, dass Menschen mit Demenz nachts nicht die Toilette benutzen, sondern aufstehen und direkt vor das Bett urinieren und dann wieder ins Bett gehen, obwohl sie sich am Tage ganz »normal« verhalten. Nicht selten ergibt sich aus den Gesprächen, dass der Pflegebedürftige aus einem Milieu stammt, in dem die Toilette besonders in seiner Prägungszeit, die nach Böhm (1999a) die ersten 25 Jahre seines

Lebens ausmachte, nachts schwer zu erreichen war (z. B. Plumpsklo über den Hof, Toilette eine halbe Treppe tiefer in einem Mehrfamilienhaus). Hier war es durchaus verbreitet, dass man sich einen Eimer oder einen (Nacht-)Topf vor das Bett stellte, den man auch im Dunkeln fand. Menschen mit Demenz können diese »altbewährten« Verhaltensweisen im Pflegeheim wieder zeigen. In dieser Situation sind Pflegende sicher gut beraten, wenn sie dies unterstützen, statt mit Inkontinenzmaterial dem entgegenzuwirken versuchen. Gewohnheiten, auch wenn sie für viele junge Pflegende ungewohnt erscheinen, sind als Ressourcen zu erkennen bzw. zu bekräftigen und helfen Pflegebedürftigen, sich verstanden und unabhängig zu fühlen!

52. Fehler: Die Ursachen der »Bettflucht« werden nicht hinterfragt

Bei »Bettflucht« wird aus Sicherheitsgründen gern mit dem Anbringen von Bettgittern reagiert. Hin und wieder berichten Pflegende davon, dass einige Pflegebedürftige nachts nicht schlafen, sondern ständig wieder aufstehen, weshalb dann (Sturzgefahr u. Ä.) die Genehmigung für ein Bettgitter eingeholt wird. Auf Nachfrage zeigt sich aber, dass die Pflegebedürftigen zu sehr unterschiedlichen Zeiten aufstehen.

Fakt: Jede »Bettflucht« hat ganz individuelle Ursachen. Generell darf durchaus gefragt werden, warum Menschen mit Demenz, die unterschiedliche Biografien und Gewohnheiten haben, zu bestimmten Zeiten im Bett liegen müssen. Mit sogenannten Nachtcafés wird ja in einigen Einrichtungen bereits auf die häufigen Wachphasen in der Nacht reagiert.

Es wird nie passieren, dass alle Klienten zur selben Zeit im Bett liegen und schlafen. Das ist im Pflegeheim nicht anders als zu Hause. Aber hier werden restriktive Entscheidungen getroffen – und Rituale oder Lebensgewohnheiten nicht beachtet:

- Rituale wie beispielsweise das Waschen vor dem Zubettgehen werden nicht berücksichtigt. Viele ältere Menschen aus der Generation, die heute in Pflegeheimen lebt, sind so erzogen worden, dass man nicht ungewaschen ins Bett geht. Wenn nun jemand nur nach einer »Katzenwäsche« ins Bett soll, dann erzeugt das bei einigen Menschen Unwohlsein und treibt sie, auch im Wortsinn, um. Statt Bettgitter zu nutzen, könnte es oft sehr hilfreich sein, das Wissen um diese Alltagsnormalität (vgl. Böhm 2004) einzusetzen und durch die Verlegung der »Waschzeit« wieder ein Stück Sicherheit und Geborgenheit zu geben. Rituale sind nichts anderes als sicherheitsspendende Strukturen, die alle Menschen brauchen. Besonders aber Menschen mit Demenz, die oft ein Gefühl des Verlorenseins empfinden, das in vielen Situationen zu beobachten ist, profitieren davon.

- Die Nichtbeachtung früherer Lebensgewohnheiten kann dazu führen, dass Pflegebedürftige mit den vorgegebenen Zeitstrukturen der Institution in Konflikte kommen. Nachtmenschen und Frühaufsteher sind auch unter Menschen mit Demenz zu finden. Das sollte Berücksichtigung finden in den Überlegungen der Pflegenden. Z. B. sind Tagesangebote, die um 15:30 Uhr enden, wenig hilfreich. Vielerorts finden sich gute Ansätze, die Normalität auch in die Abendstunden einziehen zu lassen, wie etwa durch gemütliche Runden mit einem Gläschen Wein oder einem Glas Bier zum Skat. Häufig werden diese Angebote auch von ehrenamtlichen Mitarbeitern unterstützt. Pflegebedürftige gehören zu der am meisten unter Lichtmangel leidenden Gruppe (vgl. Dementia Care Mapping 2014, S. 75). Das hat zur Folge, dass zu wenig Melatonin ausgeschüttet wird. Hinzu kommt die Tatsache, dass ältere Menschen eine verminderte **Melatoninsekretion** haben, was vermutlich für einen leichteren, fragmentierten Schlaf mitverantwortlich ist. So trägt in dem Buch »Dementia Care Mapping« eine Seite die Überschrift »Licht am Tag für einen besseren Schlaf in der Nacht« (S. 75).

53. Fehler: **Schlafen am Tisch wird nicht erlaubt**

Einige demenziell Erkrankte haben Schwierigkeiten, in ihrem Bett die nötige Ruhe zu finden. Sie erkennen ihr Zimmer nicht und entsprechend fremd ist das Bett. Ihnen fehlt das »Daheimgefühl« (vgl. Böhm 1999a). Hinzu kommt, dass man sich in früheren Zeiten nie »mal zwischendurch« aufs Bett gelegt hat, schon gar nicht zur Mittagszeit. Das Bett war die Ruhestätte für die Nacht.

Da die körperliche Kraft im Alter nachlässt, werden manche Menschen nach dem Mittagessen müde und sehnen sich nach etwas Ruhe. Wobei diese Ruhe nicht gleichbedeutend sein muss mit »allein im Zimmer sein«. Demenziell Erkrankte benötigen oft eine gewisse beruhigende Geräuschkulisse, um zu wissen, dass sie nicht allein sind. So nicken einige nach dem Essen einfach auf ihrem Stuhl oder am Tisch ein. Das sieht für Außenstehende eher ungemütlich aus. Und weil die Pflegepersonen es gut mit dem ermüdeten Menschen meinen, bringen sie ihn zu Bett. Kaum haben sie den demenziell Erkrankten in seinem Bett zurückgelassen, wird er unruhig. Er erkennt die Umgebung nicht, er hört keine oder nur unbekannte Geräusche, er fühlt sich allein. Also ruft er nach einem Menschen oder er steht wieder auf.

Tipp
Achten Sie auf die individuellen Schlaf- und Ruhebedürfnisse des demenziell Erkrankten. Er darf auch auf dem Stuhl, im Sessel, am Tisch oder auf dem Sofa schlafen.

54. Fehler: **Unterschiede werden nicht beachtet**

Titel oder akademische Grade (z. B. Herr oder Frau Professor, Direktor oder Doktor) spielen bei vielen Pflegenden keine Rolle. »Ich behandle alle gleich! Hier wird keiner bevorzugt!« wird häufig als Argument genannt. Gleichzeitig finden sich in der Pflegeplanung Ziele wie »Erhaltung des Selbstwertgefühls, Wohlbefinden, sich akzeptiert fühlen«.

Fakt: Leider werden diese Zielsetzungen oft nur im Zusammenhang mit Körperwäsche, Ausscheidung und anderen körperlichen Bereichen formuliert. Sie sind aber genauso wichtig, wenn es um den psychosozialen Bereich geht. Was bedeutete dieser Titel für den Pflegebedürftigen, seine Familie, seine Eltern? Wie hart hat er für seinen Status gekämpft, wie viele Opfer gebracht? Wenn ein Pflegebedürftiger diese Anrede auf sich beziehen kann, dann sollte sie in jedem Falle als ein Impuls zur Stärkung der »Ich-Wichtigkeit« (vgl. Böhm 1999a) gesehen werden. Was macht mich wichtig? Was ist mir wichtig?

Diese Fragen müssen sich Pflegende stellvertretend für die Pflegebedürftigen stellen und versuchen, den Status durch entsprechende Angebote zu erhalten. Ein Titel war für die Generation der Pflegebedürftigen mit einem hohen Status verbunden. Sie wurden mit Respekt behandelt und hatten viel Einfluss. Ein Mensch mit Demenz kann sicher nicht verstehen, dass dieser Status nun verloren gegangen sein soll und ihn diese »jungen Dinger« ohne Respekt zu Sachen drängen, die er gar nicht möchte. Diese Welt kann so für ihn nicht stimmen! Durch angemessene Ansprache kann der Mensch mit Demenz emotional gestützt werden.

Demenz macht nicht alle gleich und verläuft höchst individuell. Besonders, wenn die psychosoziale Begleitung es erlaubt, die Besonderheiten einer Person lebendig zu halten (vgl. Kitwood 1997).

55. Fehler: **Gottesdienstbesuche werden sehr selten angeboten**

In vielen Einrichtungen gibt es nur alle zwei Wochen einen Gottesdienst. Mit diesem Angebot wird sicher ein Teil der Bedürfnisse erfüllt, aber würden die Pflegebedürftigen diese Atmosphäre mit den vertrauten Ritualen, den vertrauten Gesängen, vielleicht viel häufiger erleben wollen? Befriedigende Kontakte knüpfen, sich zu einer Gruppe oder einer Gemeinde zugehörig fühlen und Dinge tun, die einem geläufig sind, um somit Sicherheit zu empfinden, das sind in vielen Leitbildern die häufig genannten Ziele.

Fakt: Religion kann Halt geben und sollte Menschen mit Demenz angeboten werden, auch wenn sie viele Jahre ihres Lebens nicht mehr die Kirche besucht haben. Vielleicht sind die Erinnerungen aus der Jugend jetzt wieder wichtig. Sehr viele Pflegebedürftige sind im Glauben erzogen worden und/ oder mit den kirchlichen Ritualen vertraut.

Info

Wichtig ist, das Angebot zu Gottesdienstbesuchen prinzipiell und regelmäßig zu machen und dem Pflegebedürftigen dann die Entscheidung zu überlassen.

56. Fehler: Es werden zu wenig religiöse Rituale angeboten

Viele Menschen mit Demenz haben christliche Rituale im täglichen Leben erfahren. Manche kennen diese Rituale vor allem aus der Kindheit. Der Tag wurde mit einem Morgengebet eröffnet und mit einem Nachtgebet beschlossen. Oft wurde das Mahl nicht eher begonnen, bis das Tischgebet gesprochen war.

Fakt: Gebete sind Strukturen, die Pflegebedürftigen im Tagesverlauf Orientierung und Halt geben können.

Tipp

Pflegende sollten, auch wenn sie selber nicht gläubig sind, diese Möglichkeit nutzen. Sie können den Pflegebedürftigen durch Impulse, wie das Vorsprechen von Gebeten, behilflich sein, an diesen Ritualen festhalten und teilhaben zu können.

57. Fehler: Das Mobiliar entspricht dem Geschmack der Pflegenden

In der Häuslichkeit wird der Wohnraum des Menschen mit Demenz so umgestaltet, dass die Pflegenden gut arbeiten können. Da wird das Bett mitten ins Zimmer gerückt und das Wohnzimmer umfunktioniert. Aber auch in Pflegeeinrichtungen richten Pflegende die Aufenthaltsräume der Pflegebedürftigen nach ihrem eigenen Geschmack ein. Manchmal denkt man, die schicken Utensilien stammen geradewegs aus dem Designerladen.

Fakt: Unter dem Aspekt, den Pflegebedürftigen ein »Daheimgefühl« (vgl. Böhm 1999a) zu vermitteln, sind »trendige« Einrichtungsstile eher fragwürdig.

Fazit **Wohnen wie gewohnt**

Gemütlichkeit und Geborgenheit hat viel mit Wiedererkennung zu tun. Entsprechend muss die Einrichtung in die Vergangenheit weisen können. Ein Sofa, ein Sessel oder ein Wohnzimmerschrank älteren Datums und passende Bilder, die vor allem bekannte und klar erkennbare Motive zeigen, können so ein Gefühl des Zuhause-Seins erzeugen.

58. Fehler: Funktionalität hat Vorrang vor Gemütlichkeit

Selbst in Einrichtungen, die sich bereits mit den Möglichkeiten der generationsentsprechenden Möblierung beschäftigt haben und in denen die Aufenthaltsräume eigentlich gemütlich erschienen, erlebten wir, dass Mitarbeiter Funktionsmöbel mit Beschriftungen versahen. Diese kleinen Zettel sollten den Pflegebedürftigen dabei helfen, sich zu orientieren. Zettel auf Wohnzimmerschränken wiesen darauf hin, dass hier die »Servietten« sind, dort die »Spiele« und da die »Teller«. Diese Zettel zeigten dann vor allem eines: den Institutionscharakter der Einrichtung.

Fakt: Auch das Ablegen (und Etikettieren) von Dingen, die man schnell zur Hand haben möchte wie Nierenschalen, Servietten, Medizinbecher, Trinkprotokolle, leere Kleiderbügel u. Ä. nehmen gut eingerichteten Räumen den Charme und die Chance, Wohlbefinden zu erzeugen.

Tipp
Manchmal ist es hilfreich, wenn man Mitarbeiter aus einem anderen Bereich ab und zu bittet, mit »fremden« Augen über den Wohnbereich zu gehen. Denn leider setzt überall schnell Betriebsblindheit ein.

59. Fehler: Zimmer werden wie Museen eingerichtet

Dass viele neue Altenpflegeheime nicht das gewünschte Zuhause der heute demenziell Erkrankten darstellen, liegt auf der Hand. Die Architektur spricht Jüngere, die den Heimplatz aussuchen, an, weniger die Menschen, die hier leben sollen. Vielerorts versucht man, »rustikale Gemütlichkeit« herzustellen, was aber teilweise zu Entwicklungen führt, die den Pflegebedürftigen nicht unbedingt nutzen.

Wir sahen Wohnzimmer, die wie »Museen« eingerichtet waren, von Menschen mit Demenz aber nicht benutzt werden konnten. Manche Einrichtungen hatten offensichtlich viel Geld und Zeit auf dem Antiquitäten- oder Flohmarkt investiert, um ein wirklich ansehnliches »Erinnerungszimmer« einzurichten. Nicht selten wurde dieses Zimmer aber kaum von den Pflegebedürftigen genutzt:

- Die Räume wurden aus Angst, dass etwas kaputtgehen könnte, abgeschlossen, wenn keine Mitarbeiter zugegen waren.
- Die Schränke und Vitrinen waren generell verschlossen.
- Die »Erinnerungszimmer« waren in einem Stil eingerichtet, der von den Pflegebedürftigen als »gute Stube« angesehen wurde. Die aber wurde daheim nur am Sonntag genutzt.

- Nicht jedes alte Möbelstück fand Anklang bei demenziell Erkrankten. Wer die Prägungszeit nicht berücksichtigte, hatte nachher ein wildes Durcheinander nichtssagender alter Stücke.

Ein passendes Umfeld soll nicht nur das Auge befriedigen, sondern auch einen gewissen Aufforderungscharakter haben. Das »Arbeiten« und Sichbeschäftigen muss zugelassen werden. Dazu gehört auch die Möglichkeit, Schranktüren öffnen und Materialien finden zu können, die man üblicherweise in solchen Schränken zu Hause finden würde. Die Einrichtung sollte im Alltag und dann auch nicht ausschließlich nur von den Mitarbeitern genutzt werden.

Tipp
Stellen Sie nur Dinge zusammen, die in die frühere Zeit, in der die Pflegebedürftigen lebten, passen. Diese Gegenstände haben einen höheren Wiedererkennungswert. Über die Flure, Bäder und Aufenthaltsbereiche hinaus kann man natürlich individuell bei jedem demenziell Erkrankten in seinem Zimmer eigene, seiner Herkunft entsprechende Accessoires aufstellen oder arrangieren.

60. Fehler: **Zeitschriften werden nicht passgenau ausgewählt**

Pflegende besorgen Illustrierte, für Zuhause oder das Heim, weil sie denken, dass der Mensch mit Demenz etwas zu lesen braucht. Tatsächlich konnten wir häufig feststellen, dass es bestimmte Zeitschriften gibt, die von Pflegebedürftigen gern zum Lesen und Blättern genutzt werden. Auch die bunten Illustrierten werden zum Teil angenommen, aber nicht jeder Pflegebedürftige profitiert von solchen Magazinen. Wer nicht mehr gut sieht, weil seine Brille veraltet ist, oder wer mit den Models auf der Titelseite nichts anfangen kann, wird kein Interesse an einer Zeitschrift haben.

Fazit **Lektüre ja, aber individuell passend**

Inhalte, Schriftgröße oder auch die frühere Gewohnheit der Pflegebedürftigen sollten die Auswahl des Zeitschriftenangebotes bestimmen. Wichtig ist außerdem, jedem Klienten ein passendes, evtl. anderes Angebot zu machen und niemanden krankheitsbedingt »auszusparen«. Eine längere Zeitungslektüre ist für viele Menschen mit Demenz kaum noch zu leisten. Wie wäre es in diesem Zusammenhang, wenn Sie auf Flohmärkten einmal nach Zeitungen aus den 1950er und 60er Jahren schauen?

61. Fehler: Kalender und Uhren sind nicht immer aktuell

Menschen mit Demenz sind zeitlich häufig desorientiert. Kalender und Uhren können ihnen Orientierung geben, auch wenn diese schnell wieder verloren geht und dann erneut nachgefragt wird.

Fakt: Leider mussten wir häufig feststellen, dass Kalender oder Uhren nicht aktuell waren. Uhren waren stehen geblieben, Kalenderblätter nicht abgerissen.

Info

Gut sichtbare, große und richtig gehende Uhren und Kalender sind gern genutzte Hilfen, die auch Inhalte von Gesprächen zwischen Pflegebedürftigen sind, wenn sich keine Pflegenden im Raum aufhalten.

Es ist eine allgemein akzeptierte Form der Kontaktaufnahme zu anderen Menschen, nach der Uhrzeit oder dem Datum zu fragen. Hilfreich ist dies auch vor allem deshalb, weil viele Pflegebedürftige sich gegenseitig nicht mehr wiedererkennen, auch wenn sie sich täglich sehen.

62. Fehler: Eine Aromapflege wird unreflektiert eingesetzt

Duftkerzen oder Duftsteine werden in letzter Zeit nicht nur in Pflegeheimen verstärkt eingesetzt, sie finden auch Einzug ins Private. Düfte können Erinnerungen und Emotionen auslösen, die individuell sehr verschieden sind.

Fakt: Häufig werden Düfte eingesetzt, ohne die Akzeptanz und die möglichen Wirkungen bei den Menschen mit Demenz zu hinterfragen. Hier wird der Einsatz von Düften wie »Orient« oder »Spirit« u. Ä. als ungünstig angesehen, da sie mit den altbekannten Gerüchen aus der Vergangenheit nichts zu tun haben oder ggf. sogar als abstoßend, weil als »ungehörig« eingestuft, eingeschätzt werden.

Fazit **Aromapflege, aber professionell!**

Gezielt mit der Aromapflege zu arbeiten, heißt, sich der Wirkungen bewusst zu sein. Empfehlenswert ist es, sich hier professionelle Beratung zu holen. Düfte, die aus dem alltäglichen Leben bekannt sind, wie Kaffeeduft, der Duft von frischem Brot u. a. können dagegen leicht eingesetzt werden, um Normalität zu erzeugen.

63. Fehler: Es werden »kinderleichte« Beschäftigungen angeboten

Manche Pflegeeinrichtung erinnerte uns von der Dekoration der Fenster und Tische her eher an einen Kindergarten oder eine Grundschule. Osterhasen (alternativ: Herbst- oder Weihnachtsfiguren) klebten an den Fenstern, hingen an Zweigen, lagen auf Tischen – hergestellt von den Klienten. Doch in den Beschäftigungsgruppen wird dann oft deutlich, dass nur sehr wenige Klienten direkt an diesen Aktivitäten beteiligt sind. Viele schauen einfach nur zu.

Fakt: Schaut man in die Biografien der Pflegebedürftigen, finden sich oft keine Hinweise auf eine Bastelleidenschaft, sondern eher darauf, dass eine Frau vier Kinder allein großgezogen hat und hart arbeiten musste, um sie durchzukriegen. Es ist selten, dass ein Pflegebedürftiger auf ein Bastelangebot mit einem Satz wie »Lass man gut sein, Mädelchen, für so etwas hatte ich nie Zeit« antwortet, was gleichzusetzen ist mit: »Kein Interesse!« Es ist aber wichtig zu wissen, welche Dinge einem Menschen sein Leben lang »wichtig« waren. Böhm (1999a, b) unterstreicht, wie bedeutend die Berücksichtigung dieses Faktors für das Lebendigsein der Altersseele ist. Bei einer alleinstehenden Mutter, wie oben beschrieben, sind es eher die Themen Kindererziehung, Nahrungsmittelbeschaffung, Wäsche u. Ä., die interessieren, und nicht Bastelarbeiten.

Fazit **Menschen mit Demenz in alltägliche Tätigkeiten einbeziehen**

Sie können im Rahmen ihrer körperlichen Fähigkeiten Dinge übernehmen, oder wenn das nicht mehr geht, darüber reden und ihr Wissen an die junge Generation (insbesondere die Mitarbeiter) weitergeben.

64. Fehler: Es werden immer Schnabelbecher zum Trinken eingesetzt

Schnabelbecher sind keine Erfindung der Neuzeit. Es gibt sie wohl schon seit dem Krimkrieg (Lazarettwesen, Florence Nightingale). Immer dann, wenn Alte, Kranke oder Verletzte nicht mehr aufrecht sitzend die nötige Flüssigkeit zu sich nehmen konnten, bekamen sie mit einer zum Schnabel geformten Porzellantasse ihr Getränk gereicht.

Schnabelbecher haben mittlerweile in der Pflege flächendeckend Einzug gehalten. Sie werden in verschiedenen Formen mit verschiedenen Tüllen (Aufsätzen) und in den buntesten Farben angeboten und genutzt. Allerdings sind sie nicht mehr wie früher aus Porzellan, sondern aus Plastik – somit leichter und robuster, wenn sie mal zu Boden fallen.

Diese bunten Becher aus Plastik werden den demenziell Erkrankten fast immer vorgesetzt. Ungeachtet dessen, ob sie benötigt werden oder nicht. Und wenn dem demenziell Erkrankten dann dennoch das Getränk aus dem Mund läuft, wird schnell noch eine bunte Tülle aufgesteckt.

Fakt: Der demenziell Erkrankte kennt aus seiner Vergangenheit keine Plastikbecher. Er kennt die Tüllen nur für Schwerkranke und so sieht er sich nicht. Er kann in dem bunten Becher das Getränk nicht erkennen. Zudem sieht ein Plastikbecher wenig ansprechend aus, zumal der Becher nach mehreren Dutzend Spülmaschinengängen auch optisch leidet. Und Plastikbecher, die wiederum nicht bunt, sondern weiß sind, nehmen die Farbränder von Kaffee und Tee an, was wiederum nicht einladend aussieht.

Jeder Mensch mit Demenz braucht ein normales Umfeld und dazu gehören Tassen für Warmgetränke und Gläser für Kaltgetränke.

65. Fehler: **Bei allen Tätigkeiten werden Handschuhe getragen**

Ob ambulant oder stationär, ob Körperpflege oder Anreichen von Nahrung – ohne Handschuhe scheint das vielfach nicht möglich zu sein. Viele Pflegekräfte erklärten uns, dass sie schließlich nicht wüssten, welche Infektionskrankheit die Person möglicherweise mit sich trage oder was sie unmittelbar vorher getan habe. Dem können wir nur entgegnen: Wir wissen nie, welche Keimbesiedelung unser Gegenüber möglicherweise an den Händen hat. Dennoch gibt man sich zur Begrüßung die Hand.

Fakt: Die Hygieneanforderungen, zumeist angelehnt an die Empfehlungen des RKI (Robert Koch-Institut Berlin), besagen, dass bei Arbeiten mit Ausscheidungen und Körpersekreten Handschuhe zu tragen sind. Das ist richtig, wichtig und jederzeit nachvollziehbar. Es dient dem eigenen Schutz der Pflegenden und dem der anderen Pflegebedürftigen, die im Anschluss versorgt werden. Hände sind ein potenzieller Keimträger und können sehr leicht Infektionen von einer Person zur nächsten übertragen.

Fazit **Gute Manieren sind kein Luxus**

Es gilt als Verstoß gegen die guten Manieren, Handschuhe anzubehalten, wenn man jemandem die Hand schüttelt. Gute Manieren sind auch in der Pflege von kranken Menschen kein Luxus. Körperkontakt sollte immer ohne Handschuhe stattfinden und bis auf das Arbeiten mit Ausscheidungen oder Körpersekreten ist das auch möglich und gewünscht.

66. Fehler: Dienstkleidung ist Pflicht für alle Pflegenden

Wie bereits beim Thema Handschuhe sind viele professionell Pflegende der Meinung, dass es ohne Dienstkleidung nicht geht. Traditionell soll man die Mitarbeiter der Pflege sofort erkennen. Die Kleidung soll ordentlich aussehen, zudem pflegeleicht und hygienisch einwandfrei zu reinigen sein, das bedeutet bei 60 Grad waschbar. Schon relativ zu Beginn der professionellen Pflege hat sich die weiße Dienstkleidung durchgesetzt. Sie ist heute noch Standard in den meisten Pflegeeinrichtungen, ambulant wie stationär. Diese weißen Kleidungsstücke erhalten höchstens einen Farbtupfer in Form eines bunten Kragens oder einer farbigen Hose zum weißen Oberteil. Viele Pflegeanbieter stellen diese Kleidung für die Mitarbeiter zur Verfügung und lassen diese sogar bei der Auswahl mitentscheiden. Einige Pflegekräfte sind sogar der Meinung, der Arbeitgeber müsse die Dienstkleidung zur Verfügung stellen.

Fakt: Kein Arbeitgeber ist verpflichtet, Dienstkleidung zur Verfügung zu stellen. Der Dienstherr muss lediglich Schutzkleidung bei Arbeiten mit Ausscheidungen oder bei der Essensausgabe vorhalten. Die Dienstkleidung ist mitbestimmungspflichtig, der Arbeitgeber kann diese nicht einfach selbst festlegen. Zudem stellt sich die Frage, wieso man in der Pflege von demenziell Erkrankten überhaupt Dienstkleidung tragen muss. Die Mitarbeiter sind damit auch ein Stück weit uniformiert. Das wiederum erinnert evtl. manchen demenziell Erkrankten an »Weißkittel« aus dem Krankenhaus oder Siechenheim. Beides hat in aller Regel keine positiven Erinnerungen hinterlassen. Oder es macht deutlich: Das sind »die« und wir sind »die anderen«. Es entsteht mitunter sofort eine unsichtbare Barriere.

Fazit **Weiße Dienstkleidung ist ein Relikt aus früheren Zeiten**

Jeder Mitarbeiter kann in privater Kleidung zum Dienst kommen, lediglich zur Essensausgabe oder bei Arbeiten im Zusammenhang mit Ausscheidungen ist Schutzkleidung zu tragen. Private Kleidung schafft keine künstliche Abgrenzung zwischen Pflegekraft und demenziell Erkranktem, es können andere Beziehungen erwachsen.

67. Fehler: **Zigaretten werden stets eingeteilt**

Altersarmut ist spürbar in jeder Pflegeeinrichtung. Mit einem monatlichen Verfügungsgeld von 90 Euro muss ein Klient seinen persönlichen Bedarf bestreiten. Dazu gehören Mittel zur Körperhygiene (Deo, Zahnpasta, Körperlotion etc.), ein Eis in der Cafeteria, ein Gläschen Rotwein am Abend oder Zigaretten. Diese Wünsche lassen sich oft nicht alle realisieren. Deshalb wird der Zigarettenkonsum bei Rauchern in Pflegeheimen in Tagesrationen aufgeteilt.
Grundsätzlich ist eine Pflegeeinrichtung kein Erziehungsheim. Es ist äußerst fraglich, ob dieses Vorgehen rechtlich einwandfrei ist. Die Pflegekräfte teilen das Eigentum eines anderen Menschen nach eigenem Ermessen ein.

Fazit **Bitte nicht Betteln lassen**

Auch wenn die finanziellen Mittel Grenzen setzen, sollten Klienten von Pflegeeinrichtungen nicht demütig an der Tür des Wohnbereichs stehen und um ihre Zigaretten betteln müssen. Es muss ein Weg gefunden werden, damit der Klient an sein Eigentum gelangt.

68. Fehler: Produkte aus der Kochgruppe werden nicht in Umlauf gebracht

Die wöchentliche Kochgruppe läuft gut. Die demenziell Erkrankten haben eine sinnvolle Beschäftigung und Spaß. Ein leckerer Kuchen steht auf dem Tisch, das ganze Haus duftet verlockend. Die Gruppe der »Bäckerinnen« sitzt im Anschluss beisammen und lässt sich den frischen Kuchen bei einer Tasse Kaffee in kleiner Runde schmecken. Es ist dann noch Kuchen übrig oder andere kommen vorbei, möchten teilhaben und kosten.

Schon bei der Zubereitung der Nahrungsmittel beschleicht so manchen Pflegenden ein ungutes Gefühl: Darf der demenziell Erkrankte mit gefährlichen Gegenständen hantieren, darf er überhaupt mit seinen Händen und ohne Gesundheitszeugnis eine Speise zubereiten? Dürfen andere davon essen?

Fakt: Die Speisen werden nicht gewerblich hergestellt. Sie werden von der Gruppe hergestellt, die an der Produktion beteiligt ist und diese Gruppe verspeist sie anschließend selbst. Sollte etwas übrig bleiben, so kann es durchaus anderen angeboten werden.

Fazit **Keine Angst vor Hygienevorschriften**

Das Zubereiten und der Verzehr sind nur unter bestimmten Voraussetzungen eingeschränkt. Dann nämlich, wenn das Lebensmittel gewerbsmäßig hergestellt wird (vgl. § 43 Infektionsschutzgesetz).

69. Fehler: Übrig gebliebene Lebensmittel werden immer weggeworfen

Sieht man die täglich anfallenden Abfälle zu Hause wie auch im Heim, ist es traurig, wie viele Lebensmittel in den Abfall wandern. Oft müssen prinzipiell recht große Mengen angeboten werden. Wenn nun der eine oder andere Klient von dieser Speise aber gar nichts oder nur wenig isst, bleiben Reste übrig. Im Privathaushalt werden die Reste für die nächste Mahlzeit oder den nächsten Tag weggestellt.

In einer Gemeinschaftseinrichtung wie einem Pflegeheim oder einer Tagespflege verhält sich das ganz anders. Hier dürfen einmal »in Umlauf« gebrachte Lebensmittel nicht mehr in die Küche oder das Kühlhaus zurück. Alles, was von den Wohnbereichen zurückkommt, muss in den Abfall. So stellt sich die Frage: Darf man den Kartoffelsalat vom Mittag aufheben, weil Frau Müller es früher gewohnt war, Kartoffelsalat immer nur abends nach der Arbeit zu essen? Und wie sieht es aus, wenn Frau Müller bereits eine Gabel voll genommen hat, und nun abends auch Frau Schmidt plötzlich Appetit auf den Salat hat? Darf man Frau Schmidt von diesem Kartoffelsalat noch etwas abgeben, auch wenn Frau Müller davon schon genommen hat?

Fakt: Alle Lebensmittel, die die Küche verlassen haben, dürfen nicht mehr zur Küche zurück. Klar ist aber auch, dass sich jeder Klient eines Heimes einen kleinen Vorrat im Kühlschrank (im Zimmer oder auf der Etage) anlegen darf. Hier kann er zum Beispiel Reste von den Mahlzeiten aufbewahren und sie später verzehren. Warum sollte der demenziell Erkrankte dieses Recht nicht haben?

Fazit **Vorlieben beachten und danach handeln**

Wenn besondere Vorlieben für Gerichte oder (Mahl-)Zeiten beim demenziell Erkrankten bekannt sind, sollte dieses Wissen genutzt werden. Das bedeutet, dass Reste vom Essen für kurze Zeit zurückgestellt werden. Natürlich muss das Haltbarkeitsdatum beachtet werden und warm zubereitete Speisen werden nach maximal 24 Stunden weggeworfen. Und: Es gibt Schlimmeres als zwei Menschen, die aus derselben Schüssel ihre Lieblingsspeise entnehmen. Steigern Sie hierbei Ihre »Chaostoleranz«!

70. Fehler: Per Hand gespültes Geschirr muss immer in die Spülmaschine

Sinnvolle Betätigung ist das Ziel vieler in der Pflege Beschäftigten. Sie hilft den Alltag der demenziell Erkrankten zu strukturieren. Sie vermittelt das Gefühl, wichtig und nützlich zu sein. Bei vielen Menschen mit demenziellen Erkrankungen zählen nicht nur Malen, Basteln oder Tanzen zu einer sinnvollen Beschäftigung, sondern vielmehr die Tätigkeit im Haushalt. Dazu zählen Putzen, Waschen, Kochen, Geschirrspülen und anderes. Eben Tätigkeiten, die die demenziell Erkrankten aus ihrem bisherigen Leben noch gut kennen und die sie selbst als wichtig ansahen und noch ansehen. Sie erkennen die Notwendigkeit, den Tisch abzudecken und das Geschirr zu spülen. Dies wird den demenziell Erkrankten heute auch in vielen Einrichtungen ermöglicht. Aber immer wieder taucht die Frage auf, ob das Geschirr, das da per Hand von einem Pflegebedürftigen gespült wurde, denn überhaupt in den Schrank zurück darf. Oder ob es nicht vielmehr wichtig wäre, das Geschirr noch einmal gründlich zu spülen oder durch die Spülmaschine zu schicken.

Fakt: Sowohl aus den Vorgaben des Infektionsschutzgesetzes als auch aus denen der Lebensmittelhygieneverordnung ist nicht zu entnehmen, dass Geschirr grundsätzlich mit der Spülmaschine zu spülen ist. Es heißt lediglich, dass das gebrauchte Geschirr »heiß« zu reinigen ist.

Tipp

Binden Sie den demenziell Erkrankten in den normalen Tagesablauf ein. Geben Sie ihm Aufgaben, die ihm wichtig und sinnvoll erscheinen. Lassen Sie ihn also ruhig das Geschirr abwaschen, manche machen eine wahre Philosophie daraus.

5 Biografisches Arbeiten

71. Fehler: Annahme, Biografiearbeit ohne Hilfe der Angehörigen sei unmöglich

Ein neuer Pflegebedürftiger wird übernommen. Er hat entweder keine näheren Angehörigen oder diese sind wenig präsent. Im Pflegeheim kann sicher jede Pflegekraft davon berichten. Der neue Klient kommt womöglich aus dem Krankenhaus und niemand ist da, der sich kümmert.

Viele Pflegende gehen oft davon aus, dass der Mensch mit Demenz sich für eine effektive biografische Arbeit noch verbal verständlich machen muss oder zumindest ein Angehöriger Auskunft geben kann. Umgekehrt würde das Folgendes bedeuten: Wenn dies nicht gegeben ist, kann man keine biografischen Daten erheben und zu Pflege- oder besser Lebensplanungen (vgl. Reuter 2006) heranziehen. Für einen Pflegebedürftigen, der sich nicht mehr verbal äußern kann und allein ist, würde diese Planung sehr wenig spezifisch ausfallen.

Fakt: Zum Glück haben alle Pflegebedürftigen zwei feste Daten, die eigentlich immer verfügbar sind: Geburtsdatum und Geburtsort. Auf der Basis dieser kleinen Informationsmenge lässt sich eine Reihe von Ideen entwickeln, die im Laufe des Begleitungsprozesses auf ihre Schlüsselreizqualität geprüft werden können: Die Grundlage für die Entwicklung von Handlungsvorschlägen ist die kollektive Prägungsgeschichte (vgl. Böhm 1999a). Was galt in einer Gegend zu einer bestimmten Zeit, zumeist der Prägungszeit, als normal? Das kann u. a. das Essen, die Kleidung, die Körperpflege, die Religion oder die Musik betreffen. Es lässt sich ausprobieren, ob ein gebürtiger Oberbayer, der jetzt in einem Heim in Hamburg lebt, Musik aus der alten Heimat mag. Leuchten die Augen, kann es nur der richtige Impuls gewesen sein.

Tipp

Erforschen Sie nicht nur den Lebenslauf des demenziell Erkrankten. Lernen Sie ihn täglich neu kennen und achten Sie auf seine Äußerungen, Gewohnheiten, Bedürfnisse und Wünsche. Suchen Sie in kritischen Situationen oder bei herausforderndem Verhalten nach Schlüsselreizen.

72. Fehler: Annahme, Menschen mit Demenz reimten sich ihre Biografie zusammen

In Fallbesprechungen stellten uns Pflegende oft die Frage, wie sie auf offensichtliche »Lügen« richtig reagieren. Z. B., wenn eine Pflegebedürftige immer von ihrem großzügigen Ehemann erzählt oder was für eine liebe, gutherzige Mutter sie gewesen sei und die Angehörigen von Familientragödien berichten, die das genaue Gegenteil beschreiben. Sollten Sie da nicht mal nachfragen: »Aber Sie sind doch geschieden?« oder: »Aber der Kontakt zu Ihrem Sohn ist doch schon seit Jahren abgebrochen?«

Fakt: Nein, biografisches Arbeiten bedeutet nicht Detektivarbeit im Sinne der Wahrheitsfindung, die dann mit dem Pflegebedürftigen diskutiert werden muss. Hier muss wertfrei mit Informationen umgegangen werden. Lebenslügen sind Bewältigungsstrategien, die man verstehen lernen muss. Konfrontation und Diskussion helfen, wie bereits beschrieben, Menschen mit Demenz nicht.

Fazit **Bitte keine Konfrontation**

Lassen Sie die »Schatzkästchen«, wie Böhm (2002) sie beschreibt, geschlossen. Machen Sie die »kleinen Geschichten«, die Ihnen die Pflegebedürftigen anbieten, zum Ausgangspunkt für gemeinsame Gespräche, um sie emotional gut begleiten zu können. Die Richtigkeit der Fakten spielt dabei weniger eine Rolle als das Sich-verstanden-Fühlen.

73. Fehler: **Es wird ausgefragt**

Manche Pflegende sammeln biografische Daten, indem sie Pflegebedürftige wie in einem Interview ausfragen. Häufig wird dieses Vorgehen noch mit Fragebögen, die es in verschiedensten Varianten gibt, unterstützt. Allerdings wird selbst das Abfragen konkreter Daten, wie Geburtsort, Schulzeit, Beruf, Heirat, von Menschen mit Demenz oft als befremdlich empfunden. Zumal dann, wenn es in einer Atmosphäre geschieht, die sehr öffentlich wirkt, wie z. B. in einem voll besetzten Aufenthaltsraum. In ihnen entsteht das Gefühl, dass sie ausgefragt werden, und es gibt durchaus Pflegebedürftige, die das deutlich äußern.

Fakt: Die Auskunft über persönliche Angelegenheiten liegt nicht jedem. Insofern muss zum einen der Raum, in dem das Gespräch stattfindet, eine angenehme Atmosphäre haben; zum anderen sollte der Informationsfluss keine Einbahnstraße sein. D. h.: Auch die Pflegenden dürfen von sich erzählen.

Fazit **Über das Gespräch entscheidet der Pflegebedürftige**

Im Gespräch Interesse für das Gegenüber zu entwickeln, heißt, sich auf die Themen einzulassen, die einem angeboten werden, und selber etwas über sich zu erzählen. Wie tief ein Gespräch geht, sollte der Pflegebedürftige entscheiden, denn biografische Gespräche sind freiwillig!

74. Fehler: Vertrauliche Details werden in die Dokumentation eingetragen

Pflegende haben uns gegenüber geäußert, dass vertrauliche Details weitergegeben werden müssen, wenn sie für die Pflege wichtig sind.

Fakt: Das ist falsch! Vertraulich geäußerte Dinge müssen immer als solche respektiert werden. Für andere Pflegende ist nur wichtig, welche Maßnahmen für den individuellen Pflegeplan folgen, wie z. B. in Zukunft keine männliche Pflegekraft für die Körperpflege einzusetzen, immer dafür zu sorgen, dass die Tür fest verschlossen ist oder dass ein kleines Licht brennt.

Es müssen keinesfalls die Details des Erzählten weitergegeben werden, um den Bedürfnissen des Pflegebedürftigen entsprechen zu können.

6 Körperpflege und Ernährung

75. Fehler: **Jeder Pflegebedürftige wird täglich gewaschen**

Wenn ein Pflegebedürftiger, der kognitiv keine Einbußen hat, seinen Willen äußert, wird dies normalerweise respektiert. Möchte ein Mensch, der sich nicht wohlfühlt, nicht gewaschen werden, so wird das Waschen auf einen anderen Termin verlegt. Will ein Pflegebedürftiger die Wäsche nicht wechseln, lässt man ihm auch hier in der Regel seinen Willen.

Anders sieht es aus, wenn ein demenziell Erkrankter solche Wünsche äußert. Viele Pflegekräfte haben uns gegenüber die Meinung geäußert, die demenziell Erkrankten wüssten nicht, was gut für sie ist. Dazu gehörte auch die tägliche Wäsche. Oft gibt es auch Bedenken, was sich wohl Besucher und Angehörige für eine Meinung bilden. Die Pflegenden fürchten um ihren guten Ruf. Denn noch immer wird die Unterscheidung zwischen guter und weniger guter Pflege an vielen Äußerlichkeiten festgemacht. So ist es Pflegepersonen oft sehr wichtig, dass die Pflegebedürftigen »sauber, ordentlich, satt« am Tisch sitzen. Wie es zu diesem Ergebnis gekommen ist, hinterfragt kaum jemand. Gibt es dann im direkten Umfeld auch noch Angehörige, denen ein ordentliches Erscheinungsbild das Wichtigste ist, werden Pflegekräfte in ihrem Denken und Handeln bestätigt.

Fakt: Auch demenziell Erkrankte müssen nicht täglich gewaschen werden. Auch sie haben das Recht auf Umsetzung ihrer Bedürfnisse. Möchte ein Mensch nicht gewaschen werden, so ist dieser Wunsch natürlich zu hinterfragen. Manchmal hängt es an den Umständen: Man hat sich früher auch nicht so oft oder nur nach Notwendigkeit gewaschen, man hat sich vor anderen nicht entblößt u. Ä. Zudem gibt es Umstände wie etwa das unbekannte und ungewohnte Badezimmer oder das Verhalten der Pflegeperson. Manchmal ist es aber auch einfach die fehlende Motivation oder Einsicht.

Fazit **Steigern Sie Ihre »Chaostoleranz«!**

Versuchen Sie, das Waschen auf das Nötige zu reduzieren. Erkennen und schützen Sie Schamgefühle. Versuchen Sie ein für den demenziell Erkrankten normales Umfeld zu schaffen. Wichtig ist nicht allein das äußere Erscheinungsbild. Wichtig ist in erster Linie, wie es dem demenziell Erkrankten geht. Ihn um »jeden« Preis in eine passende Fassade zu stecken, ist möglicherweise ein gravierender Verlust von Lebensqualität. Und genau dies sollte man sich und den Angehörigen im direkten Umfeld vergegenwärtigen. Messen Sie den demenziell Erkrankten nicht an Ihren Maßstäben. Ansonsten gilt: Der Wunsch eines Menschen ist zu respektieren und so auch zu dokumentieren.

Das gilt sogar für MDK-Prüfungen!

Stationär Frage »1.4: Unterstützung bei der Körperpflege« mit den Leitfragen:

1. Werden bedarfsgerechte Maßnahmen zur Unterstützung bei der Körperpflege durchgeführt?
2. Wurden etwaige Auffälligkeiten des Hautzustands beurteilt und wurde auf diese Auffälligkeiten fachgerecht reagiert?
3. Werden bei der Körperpflege Wünsche der versorgten Person, das Selbstbestimmungsrecht und der Grundsatz der Wahrung der Intimsphäre berücksichtigt?

Ambulant Frage »2.5: Unterstützung bei der Körperpflege« mit den Leitfragen:

1. Werden die vereinbarten Maßnahmen zur Unterstützung bei der Körperpflege durchgeführt?

2. Werden bei der Körperpflege die Wünsche des pflegebedürftigen Menschen berücksichtigt?
3. Werden Auffälligkeiten des Hautzustands bei der Durchführung der Körperpflege und ggf. der Beratung der Angehörigen berücksichtigt?

Diese neuen Fragen bedeuten, dass das Selbstbestimmungsrecht eines jeden Klienten zählt, dass er seine Bedürfnisse definiert oder wenn er sie nicht selbst definieren kann, diese zu ergründen und zu respektieren sind.

Eine schlechte Bewertung, nämlich ein Defizit wäre, wenn

- *»individuelle Wünsche (auch: religiöse Bedürfnisse) des pflegebedürftigen Menschen bei der Körperpflege nicht beachtet werden,*
- *die individuelle Maßnahmenplanung keine Versorgung vorsieht, die dem Bedarf der versorgten Person entspricht.«*

76. Fehler: **Nahrungsverweigerung wird nicht respektiert**

Niemand stört sich daran, wenn ein Pflegebedürftiger, der kognitiv keine Einbußen hat, eine Mahlzeit ausfallen lässt. Kaum ist ein Mensch demenziell erkrankt, denken Angehörige und auch viele Pflegekräfte, sie wüssten besser, was gut für diesen Menschen ist.

Zudem »fürchten« viele Pflegekräfte den MDK. Im Rahmen der Qualitätsprüfungen ist das Thema Essen und Trinken zentral. Wenn ein Pflegebedürftiger die Tendenz zum Untergewicht hat oder gar schon untergewichtig ist, wird diese Untererernährung oft mit den Pflegeeinrichtungen und dem Handeln der Pflegekräfte in Zusammenhang gebracht. Ist die Situation nicht klar dokumentiert, wird sie der Einrichtung und den Mitarbeitern angelastet.

Fakt: Auch der MDK hat die biografischen Besonderheiten eines Klienten zu berücksichtigen. Dass dies so ist, kann dem Prüfkatalog an vielen Stellen entnommen werden. Dort wird immer wieder auf die Dringlichkeit der biografischen Besonderheiten hingewiesen. Wenn ein Pflegebedürftiger zeitlebens eher schmächtig war, muss und darf man ihn nicht aufgrund irgendwelcher Formeln und Berechnungen (z. B. BMI = Body-Mass-Index) in eine vermeintliche »Normalgewichtigkeit« drängen. Weder im Expertenstandard zur Sicherung und Förderung der oralen Ernährung noch in der MDK-Prüfgrundlage gibt es einen Hinweis darauf, wie viel ein Menschen wiegen oder essen muss.

Sowohl ambulant als auch stationär wird an vielen Stellen betont, dass auch der Mensch mit Demenz selbstbestimmt ist.

Auch Bewohner mit eingeschränkter Alltagskompetenz haben ein Recht bei der Ausgestaltung der Pflege und sozialen Betreuung aktiv mit zu entscheiden, auch wenn sie dies nur durch ihr Verhalten zum Ausdruck bringen können. Dies bedeutet auch, dass Bewohner im Rahmen ihres Selbstbestimmungsrechtes Maßnahmen ablehnen können, selbst wenn diese fachlich geboten sind.«

Oft »kennt« der demenziell Erkrankte das Essen gar nicht, das man ihm vorsetzt. Er war bei der Zubereitung nicht anwesend, konnte so nicht wissen, ob alles mit rechten Dingen zugegangen ist. Außerdem war es früher nicht üblich, sich zu Fremden an den Tisch zu setzen.

Fazit **Ursachen ergründen – Alternativen finden**

Bei Ernährungsdefiziten und ablehnendem Verhalten sind die Ursachen zu ergründen, Alternativen herauszuarbeiten, aber letztendlich immer die Wünsche des Pflegebedürftigen zu akzeptieren. Natürlich muss dies zum Nachweis auch genauso dokumentiert sein.

77. Fehler: **Jeder Pflegebedürftige muss pro Tag 1,5 bis 2 Liter trinken**

Trinken ist wichtig. Diesen Satz kennen alle Pflegekräfte bzw. mussten ihn evtl. selbst oft genug hören. Und weil alle in der Pflege Tätigen wissen, dass das Trinken so wichtig ist, machen sie jeden nimmermüde darauf aufmerksam, der sich in ihrer Obhut befindet. Da demenziell Erkrankte aus verschiedenen Gründen nicht die Menge Flüssigkeit einnehmen, die vermeintlich gut für sie ist, werden sie permanent zum Trinken aufgefordert. Viele Pflegekräfte »verstecken« sich hinter dem fadenscheinigen Argument, der MDK wolle das so (▶ 8. Fehler: Man muss nur konsequent genug sein, dann macht ein Mensch mit Demenz auch das, was richtig und notwendig ist).

Fakt: Früher trank man nicht bei jeder Gelegenheit, hatte nicht wie wir heute immer ein Getränk parat stehen. Oft wurde nur zu den Mahlzeiten etwas getrunken und bei schwerer körperlicher Arbeit auch noch am Arbeitsplatz. Das Trinken war aber jeweils an Pausen gekoppelt, einfach so zwischendurch zu trinken, war nicht Usus. Die Männer gingen evtl. an bestimmten Tagen abends noch ins Wirtshaus und tranken dort noch das ein oder andere Glas. Blieb man zu Hause, so wurde in geselliger Runde zusammen getrunken.

Demenziell Erkrankte können nicht immer erkennen, warum sie jetzt trinken sollen. Sie haben nicht gearbeitet, es gibt gerade kein Essen und eine gesellige Runde ist auch nicht erkennbar. Erschwerend kommt hinzu, dass ihnen die Getränke oft unbekannt sind. Es werden dunkle, rot oder ähnlich eingefärbte Säfte auf den Tisch gestellt, womöglich noch aus einem Tetrapack eingegossen oder einer Karaffe. Eingegossen wird in einen Plastikbecher, der möglicherweise wiederum eine grelle Farbe hat.

Wie sollen die ungeeigneten Gesamtumstände, z. B. das farbige Getränk und Gefäß, den Menschen ermuntern zu trinken? Evtl. wird der demenziell Erkrankte sogar misstrauisch, was ihm hier serviert wird. Vielleicht ist er nach langem Hin und Her dann doch eher von der Person genervt, die dauernd auf ihn einredet und ihn bedrängt. Auch wenn einige Einrichtungen gute

Erfolge mit »farbigen« Getränken oder Bechern haben: Man kann hier nicht alle demenziell Erkrankten gleich versorgen.

Tipp
Schaffen Sie gesellige Runden, stellen Sie vertraute Gefäße auf den Tisch und schenken Sie bekannte Getränke aus. Selbst einen Tee aufzubrühen und in eine Tasse zu gießen, riecht anders und ist etwas anderes, als eine undefinierbare Flüssigkeit in einem Becher vorgesetzt zu bekommen.

78. Fehler: Annahme, der BMI müsse im Normbereich sein

In der Qualitätsprüfung durch den MDK geht es immer wieder um das Thema Ernährung und einige Einrichtungen erzielen hierbei ein schlechtes Ergebnis. Zumindest zeigten im Jahr 2017 noch 8,6 Prozent aller geprüften Bewohner im stationären Bereich Defizite im Bereich der erforderlichen Hilfen in der Ernährung auf (so der 5. Qualitätsbericht des MDS von Dezember 2017).

Aber auch ambulante Dienste haben Defizite, gemäß 5. Qualitätsbericht des MDS im Dezember 2017:

- 6,6 Prozent wiesen die erforderlichen und vereinbarten Leistungen nicht nach.
- 17,5 Prozent konnten die erforderliche Beratung nicht nachweisen.

Um bei einer MDK-Prüfung nicht den Vorwurf einer inadäquaten Ernährung zu riskieren, haben viele Einrichtungen über Jahre hinweg einiges in Gang gesetzt. Sie haben zwischendurch sogar angefangen, Kalorien zu zählen. Dieser Hype um die »adäquate Ernährung«, die im Übrigen nirgends definiert ist, weder in den MDK-Prüfbögen noch im Expertenstandard, trieb wilde Früchte. Und so wird auch heute noch vielerorts der BMI ermittelt, obwohl dieser längst nicht mehr verlangt wird und zudem wenig Aussagekraft besitzt. Wenn ein Klient einen BMI von 16 hat, was wissen Sie dann? Dass der Klient zierlich ist. Und was wissen Sie darüber hinaus? Nichts. Denn dieser Klient ist ggf. Zeit seines Lebens zierlich gewesen und hatte immer den gleichen BMI, ein Gewicht, das mal um ein Kilo hoch oder runter differiert. Sieht man sich alte Fotos dieser Klienten an, sieht man, sie waren schon immer so. Was täte man diesen Klienten an, würde man versuchen, sie in einen »Normbereich« zu bringen? Abgesehen davon, dass es ggf. gar nicht gelingen könnte.

Wichtig **Der BMI wird nirgends gefordert**

Es gibt keine Anforderungen aus dem MDK-Prüfkatalog zum BMI und schon gar nicht zu einer Norm. Im Expertenstandard* lesen wir hierzu auf Seite 24: »Die Expertengruppe weist darauf hin, dass einzelne anthropometrische Werte, wie z. B. das Gewicht oder der Body Mass Index (BMI) in einem Screening-Verfahren nicht überbewertet werden dürfen und stets mit anderen Parametern zur Risikoerfassung für Mangelernährung in Beziehung gebracht werden müssen.

In einzelnen Fällen können isoliert betrachtete Parameter sogar zu Fehlinterpretationen führen. So lässt ein niedriger BMI nicht immer eindeutig auf eine Mangelernährung schließen, wiederum kann auch bei einem hohen BMI eine Mangelernährung nicht ausgeschlossen werden. Der BMI ist unabhängig vom Nahrungszustand … nicht aussagekräftig.«

Machen Sie jedem Klienten ein sinnvolles, abwechslungsreiches und ansprechendes Angebot an Speisen und Getränken. Nimmt jemand dieses Angebot nicht an, so ist dies zu akzeptieren und zu dokumentieren.

* DNQP (2017): Ernährungsmanagement zur Sicherstellung und Förderung der oralen Ernährung in der Pflege, 1. Aktualisierung, Osnabrück.

79. Fehler: Annahme, bei fortgeschrittenem Stadium der Demenz sei eine PEG angebracht

Nahrungsverweigerung, fehlende Einsicht in die Notwendigkeit, fehlender Appetit, Schluckstörungen: Diese und ähnliche Dinge sind in späterem Stadium der demenziellen Erkrankung nicht unüblich. Die Pflegepersonen versuchen dann zunächst, die Kost oral anzubieten und einzugeben. Schlägt das fehl, wird oft sofort an PEG gedacht.

Fakt: Die PEG sichert weder ein längeres, geschweige denn ein besseres Leben. Im Folgenden ein ernüchternder Auszug aus einem FAZ-Artikel von Lenzen-Schulte (2007) von der Tübinger Universität:

»Bei Patienten mit fortgeschrittener Demenz ergab ein Vergleich zwischen jenen, die eine Sonde erhielten, und einem ähnlichen Kollektiv, bei denen die Betreuer keine Einwilligung für eine Zwangsernährung gegeben hatten, dass die Maßnahme das Leben nicht verlängert. Auch die Lebensqualität wird offenbar nur bei der Minderzahl der so Behandelten verbessert. Bei zwei Dritteln ändert sich nichts und bei 17 Prozent verschlechtert sich die Lebensqualität sogar. Die Sonde verhindert auch nicht mit Sicherheit, dass Nahrungsbrei in die Lunge gelangt. Das Risiko wird mitunter sogar zunehmen, weil der Verschlussmechanismus der Speiseröhre beeinträchtigt ist und der Mageninhalt daher leichter nach oben gelangen kann. Lungenentzündungen, die auf eingeatmete Nahrungsteilchen zurückgehen, gehören bei jenen Altenheimbewohnern, die über eine solche Sonde ernährt werden, zu den häufigsten Todesursachen.

Überdies wird häufig zu wenig geprüft, ob etwa die Nahrungsverweigerung oder die Schluckbeschwerden tatsächlich von Dauer oder nur vorübergehend sind. Das zeigte sich auch in einer amerikanischen Untersuchung, in der man versuchte, mehr als zuvor andere Möglichkeiten in Betracht zu ziehen, statt gleich bei den ersten Schwierigkeiten gewissermaßen reflexartig eine Sonde zu legen. Allein durch eine entsprechende Schulung des Personals im Krankenhaus gelang es, die Zahl der Magensonden bei Patienten mit Demenz um mehr als die Hälfte zu verringern.«

Traurig ist auch, dass die Klienten nicht in diesen entscheidenden Schritt einbezogen werden. Nur 16 von 72 Heimbewohner sind im Entscheidungsprozess um eine PEG eingebunden worden, so eine kleine Untersuchung die im Expertenstandard erwähnt wird.[4]

Fazit **PEG als letzte Möglichkeit**

Die orale Nahrungsaufnahme ist die mühsamste. Die PEG kann nur als letzte Möglichkeit angewendet werden. Und auch dann nur, wenn der demenziell Erkrankte sich vermutlich nicht in irgendeiner Weise gegen die Maßnahme und spätere Ernährungsform zur Wehr setzen wird – und wenn die enterale Ernährung über PEG eine höhere Lebensqualität verspricht.

80. Fehler: Annahme, bei Schluckstörungen und PEG sollte nicht oral ernährt werden

Eine PEG ist auf den ersten Blick einfach praktisch: Es wird drei- bis viermal am Tag ein Beutel mit Flüssigkeit oder Ernährung angehängt und für die Ernährung des Pflegebedürftigen ist gesorgt. Die Flüssigkeit und Sondenkost läuft im Allgemeinen von selbst, während der Mensch liegt, also auch keine weitere Arbeit verursacht. Weil die PEG nicht ohne Grund gelegt wurde, sondern z. B. eine Schluckstörung vorliegt, wird auch keinerlei orale Kost angeboten.

Fakt: Dass man bei einem Pflegebedürftigen mit Schluckstörung kein Brötchen zum Frühstück und kein Schnitzel zum Mittagessen reicht, ist verständlich. Trotzdem können dem Betreffenden Anreize seiner Geschmackssinne geboten werden. Wie ist es mit dem Kauen einer Brotrinde, dem Lutschen an einer Zuckerstange, dem Geschmack von Obst o. Ä.? Jedes Nahrungsmittel, jede Geschmacksrichtung lässt sich mit etwas Fantasie in

---

[4] DNQP (2017): Ernährungsmanagement zur Sicherstellung und Förderung der oralen Ernährung in der Pflege. 1. Aktualisierung 2017, S. 64, Überschrift 3.6.3

eine Form bringen, in der es lutschbar ist oder an einem Stiel haften kann. So ist auch die Kontrolle stets gewährleistet.

Tipp

Fragen Sie den behandelnden Arzt oder besser noch: einen Logopäden. Dieser kann überprüfen, ob der Schluckreflex noch vorhanden ist und wie groß die Gefahr ist, dass sich jemand verschluckt bzw. wie gut der Reflex, abzuhusten, noch vorhanden ist.

81. Fehler: Annahme, demenziell Erkrankte hätten kein Sättigungsgefühl

Es ist oft so, dass demenziell Erkrankte ihre Bedürfnisse nicht eindeutig zum Ausdruck bringen können – zumindest nicht immer verbal. Zusätzlich zeigen sie, aufgrund kognitiver Beeinträchtigungen, Verhaltensauffälligkeiten im Zusammenhang mit der Ernährung. Einige haben kein Hunger- und Durstgefühl, andere sind ständig von anderen Dingen abgelenkt, die wichtiger erscheinen als die Nahrungs- und Flüssigkeitsaufnahme. Es gibt aber auch demenziell Erkrankte, die einfach gerne essen. Diese Lust am Essen, eine fehlende Aufgabe und Ablenkung sowie mangelnde Bewegung führen dann zu Übergewicht.

Es gibt Pflegekräfte, die nicht einfach zusehen wollen, wie ein Mensch immer dicker wird. Sie übernehmen die Entscheidung und maßen sich an, den Betroffenen auf Diät zu setzen. Möglicherweise holen sie sich auch Unterstützung von der Heimleitung, den Angehörigen oder dem Hausarzt.

Tipp

Forschen Sie nach dem Grund für die Esslust, wecken Sie andere Interessen! Unmäßiges Essen ist nicht selten ein Wunsch nach Befriedigung eines anderen Bedürfnisses oder aber ein Relikt aus früherer Zeit, als man vielleicht nicht immer wusste, wann es wieder genug Nahrung zum Sattwerden geben würde.

Dennoch darf jeder Mensch so sein, wie er will. Wer keine Lust hat, zu essen, der muss nicht, und wer übermäßige Lust hat, darf auch dies. Alles andere wäre ein Eingriff in die Persönlichkeitsrechte eines Menschen und dieser ist in aller Regel nur mit Rückendeckung eines Gerichts erlaubt.

82. Fehler: Wenn es mit dem Essen nicht klappt, wird ein Latz umgelegt

Aufgrund von Altersgebrechlichkeit, ungeeigneter Bestecke, der ungewohnten Sitzhaltung oder vieler anderer Gründe kommt es vor, dass ein Mensch sich mit Essen bekleckert. Dieses »nicht fehlerfreie« Essen führt evtl. dazu, dass der Pflegebedürftige erneut umgezogen und ggf. teilweise gewaschen werden muss. Neben dieser zusätzlichen Arbeit spielt es auch eine Rolle, dass das Umfeld den Pflegebedürftigen jederzeit sauber und gepflegt wahrnehmen soll, da die Pflegekräfte schließlich ein gutes Bild ihrer Arbeit abgeben möchten.

Aus diesem Grund wird in vielen Bereichen, ambulant wie stationär, zur großen Serviette gegriffen. Diese schützt den Oberkörper und reicht oft bis auf den Schoß. Oft wird diese vor dem Essen routinemäßig angebracht und manchmal auch nicht sofort nach Beendigung einer Mahlzeit abgenommen.

Diese Erwachsenenlatze mögen aus Sicht vieler Pflegekräfte nützlich erscheinen. Dennoch sind sie würdelos.

Tipp
Lassen Sie es zu, wenn demenziell Erkrankte im Gehen oder Stehen essen! Akzeptieren Sie, wenn jemand beispielsweise den Kopf unmittelbar über den Teller hängt.
Bieten Sie Fingerfood, denn die Hände sind noch immer das beste Werkzeug.
Ziehen Sie einem pflegebedürftigen Menschenbesser eine Kittelschürze an oder legen Sie ein altes Geschirrhandtuch bereit, je nach Klientel auch eine Papier- oder Stoffserviette.

83. Fehler: Die Tabletteneinnahme findet immer zu den Mahlzeiten statt

Zu den Hauptmahlzeiten sitzen die meisten Klienten am Tisch. Somit ist es praktisch, bei dieser Gelegenheit auch gleich die verordneten Medikamente zu verteilen. Sie werden auf den Tisch gestellt oder den Pflegebedürftigen in die Hand oder in den Mund gegeben. Das Gleiche geschieht auch zu Hause. Auch dort erscheint es den meisten sinnvoll, die Medikamente gemeinsam mit der Mahlzeit einzunehmen.

Es ist auch heute noch gängige Praxis, dass Tabletten für pflegebedürftige Menschen »gemörsert« und unter Speisen (z. B. Brei, Joghurt) gemischt werden. Dass dies einerseits einen Eingriff in die Persönlichkeitsrechte darstellt und andererseits bei einigen Medikamenten sogar kontraindiziert sein kann, weil die Wirkung beeinflusst wird, wissen nicht alle in der Pflege Tätigen.

Fakt: Der demenziell Erkrankte weiß oft nicht, was er warum einnehmen soll. Zudem sind die meisten Medikamente heute für einen demenziell Erkrankten nicht mehr als solche erkennbar. Es gibt unterschiedlich geformte und gefärbte Tabletten und selbst die Becher, in denen man die Arznei reicht, sind bunt. Es fehlt also jeder frühere Bezug zur vom Arzt verordneten und erforderlichen Medikation.

Es ist nicht immer günstig, dem demenziell Erkrankten die verordneten Medikamente beim Essen zu verabreichen. Denn dieses fordert oft schon selbst die gesamte Aufmerksamkeit. Die Einnahme von wichtiger Arznei sollte nicht nebenbei erfolgen, sondern benötigt einen wichtigen »Raum«, der zusammen mit der erforderlichen Sorgfalt erst einmal geschaffen werden muss.

Info

Die Medikamentengabe sollte deshalb bewusst vor oder nach der Mahlzeit erfolgen, im Sinne einer abgeschlossenen Handlung. Sie sollte als eine zusätzliche selbstständige Kontaktaufnahme zum Pflegebedürftigen verstanden werden, was auch dazu führen kann, dass der Pflegebedürftige diese Situation besser begreift und ggf. auch weniger Abwehr gegen Medikamente entwickelt.

Nimmt ein Pflegebedürftiger seine Medikamente nicht, sind die Ursache zu finden und der Arzt zu informieren, um ggf. eine andere Therapieform zu finden. Der Wunsch des Pflegebedürftigen wird akzeptiert und dokumentiert.

7 Herausforderndes Verhalten

84. Fehler: Wer sich mit seinen Ausscheidungen beschäftigt, muss einen Overall tragen

Jeder in der Pflege Tätige kennt solche Situationen: Man betritt das Zimmer und findet den Pflegebedürftigen in einer misslichen Situation vor. Der inkontinente Klient hat seine Ausscheidungen im Bett verrichtet und zudem evtl. versucht, diese zu beseitigen. Weil kein Papier zur Verfügung stand, hat er dies mit der Hand versucht. Ergebnis: Nicht nur der Pflegebedürftige muss komplett gewaschen und umgezogen werden, sondern auch das Bett und ggf. dessen Umgebung bedürfen einer gründlichen Reinigung. Da nach Meinung einiger Pflegekräfte die Pflegebedürftigen nicht wissen, was sie da tun, sollten sie künftig davon abgehalten werden, mit ihren Ausscheidungen zu hantieren. Dazu nutzen manche Pflegepersonen die sogenannten Overalls. Diese Anzüge werden entweder im Schritt, an den Knöcheln oder gar auf dem Rücken geschlossen. Ganz gleich, welches »Modell« gewählt wird, es hat immer den gleichen vom Personal erwünschten Effekt: Der Pflegebedürftige kann diesen Anzug nicht öffnen und kommt nicht mehr an seinen Intimbereich heran.

Dieses Vorgehen ist aus unserer Sicht sowohl menschlich als auch rechtlich bedenklich. Zum einen, weil der Pflegebedürftige wie ein Säugling in einem »Strampler« steckt, und zum anderen, weil er zusätzlich verwirrt wird. Außerdem ist das Vorgehen auch rechtlich kritisch, denn es greift in die Freiheitsrechte des Menschen ein. Ein Eingriff in diese Freiheit stellt jede Maßnahme dar, die einen Menschen davon abhält, zu tun, was er selbst tun möchte. Nehmen Sie das Wort »Freiheitseinschränkung« immer wörtlich!

Fazit **Nichts geschieht ohne Grund**

Es ist wichtiger, zu ergründen, warum ein Pflegebedürftiger sich mit seinen Ausscheidungen und seinem Intimbereich »beschäftigt«, als ihn mit solchen Mitteln davon abzuhalten. Denn nichts geschieht ohne Grund. Wer kann schon wissen, ob der Griff in den Intimbereich nicht ein Zeichen von Schmerz ist? (▶ 98. Fehler: Wer sich nicht äußert, hat auch keine Schmerzen)

85. Fehler: **Die Nacht ist (ausschließlich) zum Schlafen da**

Es ist auch heute noch weitverbreitet, den Pflegebedürftigen, der nachts nicht schlafen kann und aufsteht, wieder zurück in sein Bett zu bringen. Je öfter er auf dem Flur erscheint, desto weniger Verständnis erhält er allerdings von seinem Gegenüber. Insbesondere demenziell erkrankte Menschen sind oft von einer inneren Unruhe getrieben. Sie vermissen ihre direkten Angehörigen, die Mutter, das Zuhause, die Kinder, die Arbeit und vieles mehr.

Die Pflegepersonen stehen bei Menschen, die die Nacht zum Tag machen, auch vor dem Problem, dass der nachtaktive Pflegebedürftige am Tage schläft. So verpasst er womöglich Mahlzeiten (und Aktivitäten). Das Personal fürchtet Ärger mit Angehörigen und Prüfgremien. Denn der MDK und die Heimaufsicht überprüfen, ob der Pflegebedürftige ausreichend ernährt wurde. Das bedeutet in der Regel: drei Hauptmahlzeiten und ggf. erforderliche Zwischenmahlzeiten sowie eine Spätmahlzeit. Verpasst der Pflegebedürftige die tagsüber angebotenen Aktivitäten, so sieht man ihn evtl. um sein Recht an der Teilnahme gebracht.

Es ist richtig, dass Menschen, die nachts aktiver sind, oft am Tage schlafen. Es ist ebenfalls richtig, dass die Pflegekräfte in Erklärungsnot geraten, wenn ein Pflegebedürftiger am Tag im Bett liegt und schläft. Nun stellt sich die Frage, was wichtiger ist: der Wunsch des Betreffenden oder der Wunsch der »Externen«?

Wenn demenziell Erkrankte nachts nicht schlafen können, sollten Sie nach den Gründen fragen. Diese sind oft ganz natürlich, beispielsweise Durst, Hunger oder evtl. auch einfach Harndrang. Neben diesen elementaren Bedürfnissen gibt es weitere, wie Wärme, Zuwendung, Sicherheit. Diese kann die Pflegekraft vermitteln. Nicht zu vergessen ist auch die große Gruppe von Menschen, die nicht acht Stunden und mehr am Stück durchschlafen können. Wer den Pflegebedürftigen um 18:30 Uhr zu Bett bringt, darf sich nicht wundern, wenn er acht Stunden später um 2:30 Uhr ausgeschlafen hat. Bei diesem Thema werden einige von Ihnen fragen, was denn zu tun sei, wenn der Pflegebedürftige aber eben um 18:30 Uhr zu Bett gehen möchte? Hier gilt das Gleiche wie bei allen anderen Beobachtungen: Der demenziell erkrankte Mensch sollte ein Leben führen können, das seinen Bedürfnissen möglichst nahekommt. Das ist zwar in stationären Einrichtungen durch strukturelle und institutionelle Zwänge nicht ganz so einfach wie zu Hause, aber es funktioniert sicher auch dort.

Fazit **Erforschen Sie den Grund für den fehlenden Nachtschlaf**

Ändern Sie die Angebote am Tag und insbesondere in den frühen Abendstunden. Akzeptieren Sie es, wenn jemand die Nacht zum Tag macht, vertreten Sie die Inhalte Ihres Pflegeleitbildes und Ihrer inneren Haltung.

Überdenken Sie die Zeiten, in denen ein Pflegebedürftiger schlafen soll. Er soll eine Mittagsruhe halten und dann ab 18:30 Uhr bis zum nächsten Morgen Nachtruhe halten. Das sind 15 und mehr Stunden Schlaf, am Stück wohlgemerkt. Dass Pflegebedürftige auch mal tagsüber im Stuhl einnicken und das mehrfach, ist der oftmals gähnenden Langeweile geschuldet. Eine ältere Dame sagte vor Kurzem in einem Gespräch: »Früher hatte ich keine Zeit, heute habe ich so viel, dass es mich anödet.«

86. Fehler: Es wird nicht nach den Gründen des Weglaufens gefragt

Die Tendenz einiger Pflegebedürftiger, die häusliche Umgebung oder den Wohnbereich vermeintlich ungezielt zu verlassen, bringt diese nicht selten in Gefahr. Um den demenziell Erkrankten vor dieser Gefahr zu schützen, wird er mitunter per freiheitseinschränkender Maßnahme daran gehindert. Selbstverständlich soll dies eigentlich zu seinem Wohle geschehen.

Zunächst muss man feststellen, dass die Pflegebedürftigen in aller Regel nicht weg-, sondern »gezielt« davonlaufen. Sie wollen nach Hause, zur Arbeit, zu den Kindern oder ihren Eltern. Es handelt sich also keineswegs um ein planloses Umherlaufen oder gar Weglaufen. Diesen Menschen am (Davon-)Laufen zu hindern, ist prinzipiell eine freiheitseinschränkende Maßnahme. Und: Diese Maßnahme lässt viele Pflegebedürftige verzweifeln oder ihren letzten Lebenswillen brechen.

Fakt: Wenn ein Pflegebedürftiger »weglaufen« möchte, vermisst er etwas, was ihm die momentane Umgebung offensichtlich nicht bietet.

Es gibt somit

- »Hinläufer«, die bewusst ein Ziel besuchen wollen,
- »Wegläufer«, die dem, was sie gerade erfahren, entrinnen möchten, und
- »Neugier-Läufer«, die nicht gezielt irgendwo hinmöchten und auch nicht zwingend weg möchten. Sie sind mobil, neugierig, öffnen so auch diese oder jene Tür und gelangen auf diese Weise auch mal nach draußen und sind weg.

Fazit **Nicht behindern, sondern nach den Ursachen suchen**

Wenn Sie nach Ursachen forschen, nähern Sie sich bereits dem Schlüssel zum Menschen mit Demenz. Wenn der Klient zu seiner Mutter möchte, haben Sie ebenso ein Gesprächsthema, als wenn er zur Arbeit möchte. Wenn der demenziell Erkrankte dennoch das Haus verlassen möchte, versuchen Sie ihn zum Bleiben zu überreden. Suchen Sie Themen, die ihn von seinem momentanen Ziel ablenken könnten. Ansonsten versuchen Sie ihn zu begleiten oder eine Begleitung mitzuschicken. Ergründen Sie das Ziel und forschen Sie nach, ob es bekannte Wege gibt, die er sonst geht oder gegangen ist.

87. Fehler: Annahme, demenziell Erkrankte benötigten wenig Körperkontakte, weil sie sich zurückziehen

Viele ältere Menschen halten lieber Abstand zu anderen Menschen. Sie möchten z. B. beim Essen nicht dicht neben jemandem sitzen. Sie mögen es evtl. nicht, mit jemandem ihre Räumlichkeiten zu teilen. Sie dulden niemanden an ihrem Tisch. Und die Zuneigung eines anderen Menschen fällt bei diesen Menschen nicht sofort auf fruchtbaren Boden, denn auch die Kommunikation (ob verbal oder nonverbal) kann nur zwischen zumindest ansatzweise Gleichgesinnten befriedigend funktionieren. Einige Pflegekräfte äußerten uns gegenüber die Meinung, dass demenziell Erkrankte, die nach außen hin eher introvertiert wirken und die sich wie oben dargestellt eher abwehrend verhalten, auch weniger (Körper-)Kontakte benötigen.

Fakt: Jeder Mensch ist auf Fürsorge, Anerkennung, Zuwendung und Kommunikation zwingend angewiesen – jeder auf seine eigene, besondere Art und Weise.

Fazit **Achten Sie auf soziale Rückzüge**

Sprechen Sie niemandem, wirkt er auch noch so ablehnend, den Wunsch nach Kommunikation und Kontakt ab. Achten Sie auf soziale Rückzüge und suchen Sie nach den Gründen.

88. Fehler: Annahme, demenziell Erkrankte riefen ohne Grund

Jeder in der Pflege Tätige kennt das ständige Rufen demenziell erkrankter Menschen. Sie rufen »Hallo!« oder »Mama!« oder einen Namen. Anfangs lässt sich mancher durch Zuspruch wieder beruhigen. Er wird insgesamt ruhiger, hört auf zu rufen und freut sich ggf. sogar, dass jemand kommt und mit ihm spricht. Doch dies hält bisweilen nicht lange an. Der demenziell Erkrankte wurde ja nur ge- bzw. vertröstet. Und so ist es nur logisch, dass das Rufen erneut beginnt. Das aber stößt oft auf Unverständnis. Die Pflegekraft geht erneut zum Rufenden und wieder hält die erneute Beruhigung und Ablenkung möglicherweise eine Weile an. Aber es ist zu beobachten, dass die Geduld der Pflegekraft mit jedem Kontakt etwas weniger wird. Sie hilft dem demenziell Erkrankten nicht wirklich, was dieser auch merkt. Seine Verzweiflung kann sich so weit steigern, dass er sogar noch ruft, wenn die gewünschte Person bereits bei ihm ist.
Fakt: Es ist wichtiger, den demenziell Erkrankten dort »abzuholen«, wo er steht, als ihn mit leeren Versprechen oder kurzfristigen Ablenkungsmanövern von seinen Gedanken abzulenken. Wenn ein Mensch das Bedürfnis nach seiner Mutter hat, so hilft keine Ausrede dauerhaft. Wenn ein Mensch sich allein fühlt, so ist die Gesellschaft eine Überbrückung dieser Einsamkeit.

Ruft ein demenziell Erkrankter den Namen einer unbekannten Person, muss dieser Name biografisch eruiert werden. Mit dem Namen bzw. dieser Person verbindet er wiederum ein Bedürfnis.
Niemand ruft ohne Grund. Manchmal sind es körperliche Bedürfnisse wie Hunger, Durst oder der Zwang zur Ausscheidung. Es können aber auch andere Dinge und Gefühle hinzukommen: keine Zuwendung zu erfahren, Personen zu vermissen, Unsicherheit, Ängste.

Fazit **Gehen Sie den Dingen auf den Grund!**

Analysieren Sie Ihre Verhaltensmöglichkeiten genauer, um dann gezielt erlernte Methoden einzusetzen. Unsere Untersuchungen haben gezeigt, dass eine regelmäßige Praxisbegleitung notwendig ist, damit sich die Pflegenden in den erworbenen Fähigkeiten üben können, um sie tatsächlich effektiv einzusetzen. So wurde deutlich, dass Pflegende ihr Wissen, z. B. über das validierende Gespräch, milieutherapeutische Ansätze, individuelle Tätigkeitsangebote oder körperorientierte Ansätze, nicht nutzen. Unsicherheit und mangelndes praktisches Training wurden häufig als Ursache genannt (vgl. Percy & Zemlin 2000).

89. Fehler: **Annahme, alle Arztanordnungen seien durchzuführen**

Es kommt immer wieder vor, dass Ärzte für ihre Patienten etwas anordnen und natürlich aus therapeutischer Sicht der Meinung sind, diese Anordnungen müssten zum Wohlergehen des Patienten und zum Therapieerfolg auch genauso umgesetzt werden. Dies können Anordnungen bzgl. einer erforderlichen täglichen Trinkmenge sein oder aber auch bzgl. Applikationsformen von Medikamenten u. Ä.

Grundsätzlich gilt: Einer ärztlichen Anordnung ist Folge zu leisten, wenn sie
1. nicht gegen den Willen des Betroffenen ist,
2. nicht gegen geltendes Recht verstößt und
3. nicht wider besseren Wissens gelten soll.

Fazit **Wie ist der Wunsch des Betroffenen?**

Ganz gleich, welche Anordnung der Arzt trifft – Sie müssen nicht in jedem Fall blind Folge leisten. Wichtig ist immer der Wunsch und Wille des Betroffenen. Eine Maßnahme gegen den erklärten Willen eines Menschen ist ein Eingriff in die Persönlichkeitsrechte und stellt evtl. sogar eine Körperverletzung dar.

90. Fehler: Annahme, demenziell Erkrankte verstecken Sachen und beschuldigen andere

Nicht nur in Pflegeheimen sucht man ständig Servietten, Kaffeelöffel, Handtaschen und Zahnprothesen. Das ist zu Hause oft nicht anders. Ernst wird die Angelegenheit aber, wenn der Mensch mit Demenz die Pflegenden beschuldigt, dass sie seine Sachen entwendet hätten. Der demenziell Erkrankte ist davon fest überzeugt und lässt sich kaum davon abbringen – schon gar nicht durch logische Argumente. Die sind in den Augen des demenziell Erkrankten nämlich alles andere als logisch.

Fakt: Da das Denken erschwert und das Kurzzeitgedächtnis erheblich beeinträchtigt ist, weiß der demenziell Erkrankte tatsächlich nach wenigen Minuten nicht mehr, wo er bestimmte Dinge abgelegt hat. Er kennt sich in den vier Wänden, die ihn umgeben, nicht (mehr) aus. Er kann seine eigenen und »fremde« Dinge nicht mehr auseinanderhalten.

Fazit **Beziehen Sie Vorwürfe nie auf sich!**

Fühlen Sie sich nicht persönlich angegriffen! Nehmen Sie nicht sofort eine Verteidigungshaltung ein, sondern nehmen Sie die Gedanken des demenziell Erkrankten ernst. Helfen Sie ihm beim Suchen (vgl. Powell 2000).

91. Fehler: Annahme, demenziell Erkrankte hätten kein Wärmeempfinden

Ein Pflegebedürftiger kommt aus dem Zimmer und trägt mehrere Kleidungsstücke übereinander. Weder die Reihenfolge stimmt, noch entspricht ein solcher »Schichtenlook« der Witterung. Wer kennt solche und ähnliche Situationen nicht aus eigener Pflegeerfahrung? Dem demenziell Erkrankten diese unnötigen Kleidungsstücke wieder zu nehmen oder sie ihm auszureden, ist nicht nur anstrengend, sondern bisweilen auch nicht ohne Weiteres möglich.

Fakt: Früher war es in vielen Räumen eines Hauses kalt. Es gab keine Zentralheizung, es wurde mit Holzöfen sparsam geheizt. Man hatte kaum Holz zur Verfügung bzw. kein Geld, um Brennstoffe zu kaufen. Die Kleidung war teuer, insbesondere Winterbekleidung.

Heute ist kaum noch an der Raumtemperatur spürbar, welche Jahreszeit ist oder welche Außentemperaturen herrschen. Ältere Menschen frieren auch meist leichter – oftmals sind Durchblutungsstörungen die Ursache.

Letztlich ist untätiges Herumsitzen nicht förderlich für die Durchblutung. Das weiß jede Pflegeperson: Wer sich bewegt, friert weniger. Zudem ist es in den Augen vieler älterer Menschen peinlich, zu viel Haut zu zeigen.

Oder der Klient versucht, möglichst viel am Leib zu tragen, falls es wieder einmal erforderlich sein sollte, unverzüglich die Sachen zu packen und zu flüchten. Diese und weitere Faktoren führen dazu, dass sich demenziell Erkrankte bei ihrer Bekleidung so verhalten wie geschildert.

Fazit **Ermöglichen Sie eine jahreszeitliche Orientierung**

Verdeutlichen Sie, dass keine Knappheit an Brennstoff herrscht. Lassen Sie warme Kleidung ruhig zu und legen Sie evtl. solche zurecht, die in den Augen des demenziell Erkrankten auch geeignet ist (Wollwäsche, Strickjacken, warme Strumpfhosen, Fäustlinge, Kniewärmer).

92. Fehler: Annahme, eine genehmigte freiheitseinschränkende Maßnahme müsse immer durchgeführt werden

Nicht selten treffen wir, ambulant wie stationär, Pflegebedürftige, insbesondere demenziell Erkrankte, die in ganz normalen Alltagssituationen am Stuhl fixiert werden. Diese Menschen sind beim Essen ebenso »angeschnallt« wie beim Apfelschälen oder beim Durchblättern der Zeitung, selbst wenn Pflegepersonen in unmittelbarer Nähe sind oder sogar daneben sitzen. Der Pflegebedürftige »hat einen Beschluss«, also wird er fixiert.

Fakt: Es ist auch heute noch nicht hinlänglich bekannt, dass freiheitseinschränkende Maßnahmen nicht mehr generell für die Dauer von 24 Stunden genehmigt werden. In den Bescheiden der zuständigen Gerichte steht zumeist der Satz »solange die Maßnahme erforderlich ist« oder »bei Bedarf«. Natürlich lassen solche Formulierungen einen Interpretationsspielraum zu.

Fazit **Das letzte Mittel**

Wenn die Maßnahme nicht rund um die Uhr angeordnet ist, muss sich die Pflegekraft in jeder Situation fragen, ob die durchgeführte freiheitseinschränkende Maßnahme erforderlich ist. Deshalb ist sie nur als letztes Mittel einzusetzen.

93. Fehler: Der Betreuer entscheidet alles

Menschen mit Demenz haben oft einen gesetzlichen Betreuer. Dies kann ein direkter Angehöriger sein oder ein gerichtlich bestellter Berufsbetreuer. Betreuer werden immer dann erforderlich, wenn ein Mensch aufgrund körperlicher, seelischer, geistiger oder psychischer Behinderung seine Angelegenheiten nicht mehr selbst regeln kann. Das Betreuungsgesetz besagt in § 1901, dass der Betreuer die Angelegenheiten des Betreuten so regeln soll, wie es dessen Wohl entspricht. Zudem hat der Betreuer dem Wunsch des Betreuten zu entsprechen, sofern der Wunsch seinem Wohl nicht zuwiderläuft. Oftmals bestimmt ein Betreuer allerdings über den Kopf des Betroffenen hinweg.

Kaum jemand, der in der Pflege tätig ist, hinterfragt diese Vorgehensweise oder spricht den Betreuer auf seine Entscheidungen an. Andererseits wird wiederum der Betreuer gefragt, ob der Pflegebedürftige, der beispielsweise nicht trinken oder essen, seine Tabletten nicht nehmen oder den Tag im Bett verbringen möchte, dies denn auch darf.

Zudem sind ambulant wie stationär viele Angehörige und Betreuer der Meinung, sie könnten allein über bestimmte freiheitseinschränkende Maßnahmen entscheiden. Dazu gehört auch das Anbringen eines Bettgitters, das Abschließen einer Tür, das Nutzen von Overalls usw.

Sie übertragen daher die Maßnahmen auch an beteiligte Pflegekräfte, auch in der ambulanten oder Kurzzeitpflege.

Fazit **Ein Betreuer hat eine gewisse Fürsorgepflicht…**

…was aber nicht gleichbedeutend mit einem uneingeschränkten Entscheidungsrecht ist. Der demenziell erkrankte Mensch hat generell die gleichen Rechte wie jeder andere auch.

Die Durchführung einer freiheitseinschränkenden Maßnahme ist ohne Zustimmung des Klienten oder Gerichts nur im Notfall möglich, wenn akute Gefahr droht. Dann jedoch ist das Gericht gemäß § 1906 BGB »unverzüglich« in Kenntnis zu setzen. Jede Maßnahme, die die Freiheit eines Menschen ohne dessen Einverständnis einschränkt, ist somit dem Gericht zu melden oder von diesem zu genehmigen, ganz gleich, was Angehörige und Betreuer denken und wünschen.

94. Fehler: Annahme, dass die Pflegekraft hafte, wenn sich der demenziell Erkrankte selbst schadet

Es kommt immer wieder vor, dass demenziell Erkrankte ihre Situation und Umgebung falsch einschätzen. Sie verkennen Gefahrensituationen, geben ihrer Neugierde oder ihren Bedürfnissen nach. Demenziell Erkrankte trinken aus Blumenvasen, nehmen Creme in den Mund, lutschen Zahnreinigungstabletten und anderes mehr.

Auch verschwinden in Bereichen mit demenziell Erkrankten immer wieder diverse Gegenstände. Das sind insbesondere Kleidungsstücke, aber auch z. B. Zahnprothesen, Hörgeräte, Brillen, Servietten, Handtücher und Kaffeelöffel.

Es gibt Pflegeeinrichtungen, die sich und ihre Pflegebedürftigen in einem übertriebenen Maße schützen wollen. Deshalb wird prinzipiell überall abgeschlossen: nicht nur das Dienstzimmer, was durchaus richtig wäre, sondern auch das Badezimmer und selbst die Toiletten. Es werden abends alle Zahnprothesen in einem zentralen Raum gesammelt, damit sie nicht über Nacht »wegkommen« und Angehörige keine Vorwürfe erheben können.

Fakt: Die Voraussetzung für eine Haftung ist, dass ein Schaden entstanden ist und ein Fehler der Pflegekräfte vorliegt. Die Pflegenden müssen »die im Verkehr erforderliche Sorgfalt« walten lassen. Es ist aber nicht erforderlich und nicht sinnvoll, den demenziell Erkrankten deshalb alles wegzunehmen oder WC-Türen nachts abzuschließen.

Info

Gefahrstoffe wie etwa ätzende Flüssigkeiten sind selbstverständlich sicher zu verwahren. Aber Dinge des Alltags gehören nicht weggeschlossen, weder die Blumenvase noch die Seife oder die Zahnprothese.

95. Fehler: Annahme, man müsse demenziell Erkrankte 24 Stunden beaufsichtigen

Der bereits oben erwähnte Bewegungsdrang und der Betätigungswunsch führen auch dazu, dass Menschen mit Demenz manchmal etwas verlegen oder Dinge sammeln. Sie dringen in fremde Zimmer ein, nehmen sich fremdes Eigentum, urinieren ins Zimmer, horten Nahrungsmittel, hantieren unsachgemäß mit gefährlichen Gegenständen und vieles mehr. Es kommt auch vor, dass demenziell Erkrankte unkontrolliert das Haus verlassen. Da sie evtl. nicht der Witterung entsprechend bekleidet sind oder sich nicht zurechtfinden, ist das Verlassen des Hauses eine potenzielle Gefahr.

Aus Angst vor Vorwürfen der Angehörigen, Betreuer, Besucher oder vor Regressforderungen denken viele Pflegekräfte, dass sie den Pflegebedürftigen dauerhaft beaufsichtigen müssen. Nicht selten wird der demenziell Erkrankte deshalb ständig reglementiert, gelenkt und geleitet.

Außerdem sind viele Pflegekräfte der Meinung, dass sie automatisch dafür haften, wenn ein Pflegebedürftiger das Haus verlässt und ggf. zu Schaden kommt.

Um demenziell Erkrankte am Verlassen des Hauses zu hindern, wird im Extremfall die Tür verschlossen, was eine freiheitseinschränkende Maßnahme bedeutet. Aber es wird auch zu anderen Tricks gegriffen, wie z. B. komplizierte Türöffner. Oder aber die demenziell Erkrankten tragen, ohne es zu wissen, einen Elektrochip in der Tasche, am Handgelenk oder im Schuh. Dieser Elektrochip schlägt dann sofort Alarm, wenn sich der demenziell Erkrankte dem Ausgang nähert.

Fakt:

- Diese Maßnahmen des ständigen Korrigierens und Reglementierens sind entwürdigend.
- Diese Maßnahmen sind auch Eingriffe in die Persönlichkeitsrechte eines Menschen.

Fazit **So viel Freiraum wie möglich**

Auch wenn es schwierig ist, zwischen den Anforderungen der Angehörigen oder Betreuenden und den Bedürfnissen der demenziell Erkrankten zu vermitteln: Demenziell Erkrankte sollten so viel Freiraum wie möglich haben, um sich und ihre Bedürfnisse auszuleben. Das Umfeld (Angehörige, Betreuer etc.) muss lernen, Geduld, Toleranz und Akzeptanz zu üben.

96. Fehler: Annahme, demenziell Erkrankte brauchten immer Psychopharmaka

Wir haben viele Punkte dargestellt, die die Vielfältigkeit und die Facetten eines Menschen mit demenzieller Erkrankung zeigen.

Da Pflegepersonen nicht selten mit diesem herausfordernden Verhalten überfordert sind, wird der Rat eines Arztes, in erster Linie des Hausarztes, eingeholt. Dieser ist aber ggf. nicht der richtige Ansprechpartner. Das zeigt sich auch in der Praxis: Der Hausarzt wird beispielsweise konsultiert, weil ein demenziell Erkrankter ständig ruft. Das Rufen ist eine Belastung für das gesamte Umfeld und in Heimen sorgt ein solcher »Rufer« für Unruhe auf einer gesamten Etage, inklusive der angrenzenden Nachbarschaft. Es soll sogar schon Nachbarn gegeben haben, die Altenheime wegen Ruhestörung bei der Polizei meldeten. Auch soll der Grundstückswert eines Hauses sinken, wenn in der direkten Nachbarschaft ein Pflegeheim steht.

Was also tun, wenn die eigenen Nerven überstrapaziert werden, das Umfeld »rebelliert«, niemand einen Rat weiß oder Verständnis zeigt? Oft wird auf das vermeintliche »Allheilmittel« Psychopharmakon zurückgegriffen. Und wenn das erste Mittel nicht greift, wird das nächste verordnet. Der demenziell Erkrankte wird so nicht selten zum Versuchsobjekt. Man probiert so lange, bis sich der Erfolg einstellt. Der »Rufer« ruft nicht mehr, der »Schmierer« schmiert nicht mehr, der »Läufer« läuft nicht mehr. Der »Widerspenstige« ist gezähmt.

Fakt: Der demenziell Erkrankte tut nichts ohne Grund. Er hat ein Bedürfnis, einen Wunsch oder einen Bedarf. Da er diesen nicht für uns sofort erkennbar zum Ausdruck bringen kann, zeigt sich die Nichterfüllung der Bedürfnisse in herausforderndem Verhalten.

Wer sofort Psychopharmaka verordnen lässt, übernimmt keine wirkliche Verantwortung für den demenziell Erkrankten. Er versteckt sich hinter einem vermeintlichen »Was sollen wir tun?«. Was dem Pflegebedürftigen an Zuwendung, Ich-Wichtigkeit und Selbstbestimmung fehlt, soll das Medikament erfolgreich verdecken.

Info

Viele Einrichtungen machen es anders: Mit Änderung des Milieus, nach Schulung und Sensibilisierung der Pflegenden, mit Verständnis, Toleranz und Akzeptanz kann auf die Gabe von Psychopharmaka weitgehend oder sogar komplett verzichtet werden.

97. Fehler: Annahme, demenziell Erkrankte seien ständig unzufrieden und aggressiv

»Meine Tochter besucht mich nie.« – »Der Arzt war schon lange nicht mehr bei mir.« – »Ich bekomme nichts zu essen.« – »Ich kann seit Tagen nicht schlafen.« – »Keiner mag mich.« Dies sind einige Auszüge aus sehr häufigen Vorwürfen, die demenziell Erkrankte äußern, auch wenn in Wahrheit das genaue Gegenteil der Fall ist.

Auch das kennt jeder, der schon lange Erfahrungen in der Begleitung von Menschen mit Demenz gesammelt hat: Eine Situation wie oben beschrieben droht zu eskalieren. Der demenziell Erkrankte wird laut oder schimpft. Er betitelt sein Gegenüber mit Schimpfwörtern. Mitunter kommt es vor, dass demenziell Erkrankte nicht nur verbal massiv reagieren: Sie erheben die Hand, schubsen ihr Gegenüber, drohen mit dem Gehstock – oder sie kratzen, beißen, spucken und treten.

Nicht selten wird ein demenziell Erkrankter, der eine solche Verhaltensweise zeigt, prinzipiell als »aggressiv« abgestempelt. Alle neuen Kollegen und »Externen« werden vorgewarnt. Der Mensch hat kaum noch eine Chance, sich zu rehabilitieren oder sich in ein »positives Licht« zu rücken. Er wird stigmatisiert (»personale Detraktionen« – vgl. Kitwood 1997, 2000).

Fakt: Der demenziell Erkrankte meint genau das, was er sagt, wenn er unzufrieden ist. Bedauert er die ausbleibenden Besuche, so empfindet er das auch. Sagt er, er bekomme kaum was zu essen, dann meint er es ernst.

Aggressiv ist kaum ein demenziell Erkrankter. Denn unter Aggressivität versteht man »die innere Bereitschaft eines Organismus zur Ausführung aggressiven Verhaltens« (Wikipedia 2007). Welcher demenziell Erkrankte ist schon angriffslustig, will angreifen, hat die innere Bereitschaft dazu?

Die »Aggression« bei demenziell Erkrankten ist vielmehr ein Ausdruck von Hilflosigkeit. Sie fühlen sich in die Enge getrieben, sehen keinen Ausweg, können sich nicht anders wehren. Sie werden verbal ausfallend oder, in letzter Konsequenz, wehren sich ihrer Haut.

Tipp

- Fangen Sie den Pflegebedürftigen emotional auf, entlasten Sie ihn und korrigieren Sie ihn nicht. Würde sein Gedächtnis noch so funktionieren wie früher, würde er die Dinge wahrscheinlich anders sehen.
- Werben Sie um ihn! Bestätigen Sie, wie wichtig Töchter, Essen, Schlaf o. Ä. im Leben sind und dass man nicht darauf verzichten möchte.
- Schlagen Sie Brücken zum Langzeitgedächtnis, lassen Sie sich erzählen, wie und warum manches geschah – das tröstet.
- Sagen Sie dem demenziell Erkrankten ruhig, dass Sie sehen, wenn er verärgert ist!
- Teilen Sie ihm auch mit, dass es Sie traurig macht, wenn er nach Ihnen schlägt oder sie beschimpft (vgl. Powell 2000)!
- Demenziell Erkrankte sind genauso (wenig) liebenswert und aggressiv wie Sie und wir.

98. Fehler: Wer sich nicht äußert, hat auch keine Schmerzen

Viele demenziell erkrankte Menschen können, zumindest in einem fortgeschrittenen Stadium, ihre Schmerzen nicht mehr ohne Weiteres mitteilen. Die kognitiven Fähigkeiten, verbal den Bedarf zu kommunizieren, schwinden sehr schnell.

Vielen Pflegedokumentationen kann man anhand früherer ärztlicher Anordnungen entnehmen, dass der demenziell Erkrankte einmal Schmerzmittel bekam – sei es als Dauer- oder Bedarfsmedikation. Wenn der Betroffene danach keine Schmerzen mehr äußerte, wurde das Schmerzmittel häufig abgesetzt. Man war der Meinung, er brauche diese Mittel nicht mehr. Da das Einnehmen von Medikamenten auf Dauer viele Nebenwirkungen erzeugt, halten es viele Pflegende für klüger, so wenig Arzneimittel wie möglich verordnen zu lassen. Einige haben auch Bedenken, ob die dauerhafte Einnahme von Schmerzmitteln nicht den Magen-Darm-Trakt angreife. Oder dass diese zu Abhängigkeiten führen können und somit die Dosis mehr und mehr gesteigert werden müsse. Diese Bedenken haben nicht nur die Pflegekräfte, auch die Angehörigen denken mitunter so.

Fakt: Nicht jeder Mensch mit Demenz kann Schmerzen verbal oder nonverbal äußern. Oder die Äußerungen werden nicht als Schmerzäußerung gedeutet, da Herumlaufen, Rufen oder Schreien bei demenziell Erkrankten als typische Begleiterscheinung der Krankheit interpretiert werden. Doch nur, weil jemand Schmerzen nicht äußern kann, ist das nicht gleichbedeutend damit, dass er keine hat. Und wenn jemand schon früher Schmerzmittel benötigte, sollte man diese nicht ausschließlich deshalb absetzen, weil die typische Schmerzäußerung ausbleibt.

Jeder von uns hatte schon Schmerzen und weiß, wie erlösend es ist, wenn diese gelindert werden. Wir plädieren dafür, dass Schmerzmittel lieber einmal zu viel als einmal zu wenig verordnet werden. Man hat gute Erfahrung bei der Gabe von Schmerzmitteln bei Menschen mit herausforderndem Verhalten gemacht, indem man unter der Medikation Verhaltensänderungen im Sinne einer Erleichterung feststellen konnte (vgl. Harman 2005).

Das bedeutet, dass man jedem demenziell Erkrankten, der sich nicht eindeutig äußern oder seine Schmerzen zeigen kann, dennoch Schmerzmittel verabreicht, wenn er verhaltensauffällig wird. Verhaltensauffälligkeiten sind oft Ausdruck von mangelnder Grundbedürfnisbefriedigung. Und zu dieser Befriedigung gehört eben auch, möglichst schmerzfrei durchs Leben zu gehen. Die erste Wahl bei Verhaltensauffälligkeit sollte dem Schmerzmittel, nicht dem Psychopharmakon gelten.

Natürlich sollten immer alle möglichen Quellen (Angehörige, Ärzte etc.) und Informationen zu Schmerz, z. B. Einschätzung von Schmerzen nach dem »Expertenstandard Schmerzmanagement in der Pflege« vom DNQP (Deutsches Netzwerk für Qualitätsentwicklung in der Pflege 2005), genutzt werden.

99. Fehler: Eine Facharztkonsultation unterbleibt

»Da können wir nichts machen.« Dies ist eine sehr häufige Aussage von Pflegekräften, die wir oft gehört haben, wenn es um die Frage ging, ob der Pflegebedürftige adäquate ärztliche Versorgung erhält. Das betrifft die Schmerzversorgung genauso wie die Wundversorgung, die neurologische Betreuung und anderes mehr. Der Hausarzt wird konsultiert und er therapiert im Rahmen seiner Möglichkeiten, will evtl. auch selber keine Konsultation durch einen Facharzt. Er möchte seine Patienten aus wirtschaftlichen Gründen nicht abgeben oder seine Kompetenz nicht infrage gestellt sehen. Möglicherweise ist es aber auch schlicht so, dass die an der Pflege Beteiligten keinen Vorstoß in Richtung Facharzt wagen, da überhaupt keine Überweisung vom Hausarzt eingefordert wird.

Fakt: Wir haben bei Beratungsterminen immer wieder festgestellt, dass Menschen unter- oder nicht optimal versorgt werden und niemand die Initiative ergreift. Die Mitarbeiter schieben es auf den Hausarzt, dieser auf sein Budget und die Angehörigen und Betreuer wiederum auf die Gesamtumstände.

Fazit **Fachärzte mit einbinden**

Man darf davon ausgehen, dass Fachärzte in ihrer Disziplin nun mal die höhere Kompetenz und Erfahrung mitbringen als ein Hausarzt, auch wenn dieser ein breiteres Spektrum abdecken mag. Binden Sie die Angehörigen und Betreuer mit ein! Stellen Sie die negativen Seiten und die möglichen Folgen zur Diskussion! Bauen Sie in alle Richtungen Druck auf, damit der Mensch mit Demenz in die richtigen Hände kommt.

100. Fehler: Bei Gangunsicherheit wird die Protektorenhose angezogen

Seit die Krankenkassen, vermehrt seit dem Jahr 2000, Regressansprüche stellen, ist das Thema »Sturz und Sturzprophylaxe« bei Pflegenden in aller Munde, zumal seit Erscheinen des Expertenstandards des DNQP (Deutsches Netzwerk für Qualitätsentwicklung in der Pflege) zur Sturzprophylaxe 2005 (1. Aktualisierung 2013).

Deswegen und aufgrund befürchteter Einsprüche von Angehörigen wird in vielen Pflegeeinrichtungen die Umsetzung des Expertenstandards und der Sturzprophylaxe nahezu blind angestrebt. Wie weit das führen kann, zeigen uns praktische Beispiele wie dieses: Eine Pflegebedürftige kippt vornüber aus dem Rollstuhl, weil sie einen heruntergefallenen Gegenstand aufheben möchte. Welche Maßnahme leiten die Pflegekräfte ein? Das Anlegen einer Protektorenhose. Dies zeigt, wie wenig individuell mit dem Thema »Sturzrisiko« umgegangen wird. Und wie wenig sensibel, das zeigt ein weiteres Beispiel einer Pflegebedürftigen, die nach einem Sturz ebenfalls eine Hose mit eingelegten Protektoren tragen muss. Seit sie diese trägt, kann sie nicht mehr alleine zur Toilette, sondern ist beim Hoch- und Herunterziehen auf Hilfe angewiesen.

Fakt: Eine Protektorenhose verhindert keinen Sturz. Sie kann möglicherweise lediglich die Folgen eines Sturzes mindern.

Selbst das ist mittlerweile strittig. So findet sich im Expertenstandard Sturzprophylaxe folgende Aussagen zu den Protektorenhosen im Zusammenhang mit Schadensvermeidung: »Ambulant zeigen Studien ... keine Effekte auf das Risiko hüftgelenksnaher Frakturen«

Stationär: »Hinweise auf einen Zusammenhang zwischen den berichteten Effekten ... fanden sich nicht.

... keine Indizien für einen Zusammenhang zwischen Protektortyp und den Effekten«.

Ihr Einsatz bei demenziell Erkrankten muss generell wohlüberlegt sein. Diese Menschen erschließen nicht, welchem Zweck die Hose dient. Menschen mit Demenz sehen solche Vorrichtungen oft nur als Fremdkörper, der beseitigt werden muss, zumindest aber störend ist und fremd.

Es gab sogar schon Stürze, die vermutlich gerade auf die Protektoren zurückzuführen waren, indem ein demenziell Erkrankter fieberhaft an dieser ihm ungewohnten Hose herumnestelte, sich dabei immer mehr nach vorne beugte und schließlich das Gleichgewicht verlor. Ebenfalls gilt es zu wissen, dass diese Protektorenhosen auch in der Nacht getragen werden sollen. Aber wer möchte schon auf Hartschalen schlafen? Man beraubt den demenziell Erkrankten möglicherweise seines Schlafs oder der nötigen Ruhe. Er wacht evtl. bei jeder Bewegung auf und wird untersuchen, was genau ihm unbequem ist.

Eine Protektorenhose ist nur dort sinnvoll, wo sie ständig getragen wird und wo sie nicht behindert.

Literatur

Bundesministerium für Justiz (2014): Betreuungsrecht. 14. Auflage.

Böhm E (1999a): Psychobiografisches Pflegemodell Bd. I und II. Maudrich Verlag, Wien.

Böhm E (1999b): Zuerst muss die Seele bewegt werden. Live-Video. Service RBS a. s. b. l. Seniorenakademie und Fortbildungsinstitut, Itzig.

Böhm E (2002): Kursmaterialien vom Grund- und Aufbaukurs, »Böhm'sches Pflegemodell«.

Böhm E (2004): Vortrag auf dem Vitanas-Pflegetag, Berlin.

Böhm E (2013). Was ist Biographie? Referat auf der internationalen Lehrertagung, Wernstein (15.3.2013).

Crawley H (2005): Essen und Trinken bei Demenz. In: Türen öffnen zum Menschen mit Demenz, Band 3. Kuratorium Deutsche Altershilfe, Köln.

Deutsches Netzwerk für Qualitätsentwicklung in der Pflege (Hrsg.) (2017): Expertenstandard Dekubitusprophylaxe in der Pflege. Entwicklung – Konsentierung – Implementierung. 2. Aktualisierung, Osnabrück.

Deutsches Netzwerk für Qualitätsentwicklung in der Pflege (Hrsg.) (2011): Expertenstandard Schmerzmanagement in der Pflege bei akuten Schmerzen. Entwicklung – Konsentierung – Implementierung. 1. Aktualisierung, Osnabrück.

Deutsches Netzwerk für Qualitätsentwicklung in der Pflege (Hrsg.) (2013): Expertenstandard Sturzprophylaxe in der Pflege. 1. Aktualisierung, Osnabrück

Deutsches Netzwerk für Qualitätsentwicklung in der Pflege (Hrsg.) (2017): Ernährungsmanagement zur Sicherung und Förderung der oralen Ernährung in der Pflege. 1. Aktualisierung, Osnabrück.

Deutsches Netzwerk für Qualitätsentwicklung in der Pflege (Hrsg.) (2014): Erhaltung und Förderung der Mobilität in der Pflege. Osnabrück.

Dilling H, Mombour W, Schmidt MH (Hrsg.) (2000): ICD. 4. korrigierte und ergänzte Auflage. Verlag Hans Huber, Bern.

Dilling H, Mombour W, Schmidt MH (Hrsg.) (2000): ICD 5. ergänzte Version 05. Verlag Hans Huber, Bern.

Gesetz zur Verhütung und Bekämpfung von Infektionskrankheiten beim Menschen (Infektionsschutzgesetz – IfSG) Artikel 1 des Gesetzes zur Neuordnung seuchenrechtlicher Vorschriften – (Seuchenrechtsverordnungsgesetz – Se5chRNeuG vom 20. Juli 2000, zuletzt geändert durch Art. 3 G v. 27. 03. 2020).

GKV-Spitzenverband (2019): Richtlinien des GKV-Spitzenverbandes über die Prüfung der in Pflegeeinrichtungen erbrachten Leistungen und deren Qualität nach § 114 SGB XI (Qualitätsprüfungs-Richtlinien – QPR) vom 17. Dezember 2018.

Halek M, Bartholomeyczik S (2006): Verstehen und Handeln: Forschungsergebnisse zur Pflege von Menschen mit Demenz und herausforderndem Verhalten. Schlütersche Verlagsgesellschaft, Hannover.

Harmann B (2005): Pain & relief. Saint Louis University.

Jones M (1999): Gentlecare: Changing the experience of Alzheimer's disease in a positive Way. Hartley & Marks, Vancouver.

Jones M (2000): Vortrag Pflegeeinrichtung Little Mountain Place, Vancouver.

Kainz M (2001): Der Tag, der in der Handtasche verschwand. Dokumentarfilm. WDR Fernsehen, Köln.

Kitwood T (1997): The task of Cultural Transformation. In: Kitwood, T.: Dementia Reconsidered. The Person Comes First, S. 133 –144.

Kitwood T (2000): Demenz. Der person-zentrierte Ansatz im Umgang mit verwirrten Menschen. Verlag Hans Huber, Bern.

König J (2014): Der MDK – Mit dem Gutachter eine Sprache sprechen. 8. Auflage, Schlütersche Verlagsgesellschaft, Hannover.

König J (2020): 100 Fehler bei der MDK-Prüfung. Die richtige Vorbereitung, die wichtigsten Kenntnisse, Rechte & Pflichten. Schlütersche Verlagsgesellschaft, Hannover.

Kreuels S, Dreßen O (2005): Pflegen ohne Risiko. Vermeidung haftungsrechtlicher Risiken im Alltag der stationären Altenpflege. Verlag R. S. Schulz, Starnberg.

Kuratorium Deutsche Altershilfe (2006): Rahmenempfehlungen zum Umgang mit herausforderndem Verhalten bei Menschen mit Demenz in der stationären Altenhilfe. Tagungsunterlagen für Teilnehmer der Veranstaltung. Universität Witten-Herdecke, Köln.

Lenzen-Schulte M (2007): Essen ohne Schlucken. Magensonden sind bei Demenzkranken oft unnötig. In: Frankfurter Allgemeine Zeitung, 27.06.2007, Nr. 146, S. N1.

Lintern T, Woods B: Approaches to Dementia Questionnaire (unveröffentlicht).

Ludovici C (2009): Psychobiographisches Pflegemodell nach Erwin Böhm, Fallbeispiel, Grundkurs. In: Vitanas Senioren Centrum, Schlossgarten, Schwerin.

Maciejewski B, Sowinski C, Besselmann K, Rückert W (2001): Qualitätshandbuch Leben mit Demenz. Kuratorium Deutsche Altershilfe, Köln.

Medizinischer Dienst des Spitzenverbandes Bund der Krankenkassen (MDS) (2012): 3. Bericht nach § 118 Abs. 4 SGB XI.

Müller-Hergl C (2001): DCM Basis Kurs. In: Via Akademie, Meinwerk Institut, Paderborn.

Müller-Hergl C (2006): Vortrag, Vitanas-Fachtagung »Demenzielle Erkrankungen«, Potsdam.

Müller-Hergl C (2010): Vortrag, Demenz und Pflege.

Percy K, Zemlin C (2000): Communication Skills and Strategies Used by Formal Caregivers in Alzheimer Disease Care: An Exploratory Study. Simon Fraser University, BC, Canada (unveröffentlicht).

Powell J (2000): Hilfen zur Kommunikation bei Demenz. Kuratorium Deutsche Altershilfe, Köln.

Reuter P (2006): Vortrag auf der Vitanas-Fachtagung »Demenzielle Erkrankungen«, Potsdam.

Richard N (1996): Ein wichtiges Instrument im Handwerkskoffer. In: Altenpflege, 11, S. 709–715.

Richard N (1999): Umgang mit Demenzkranken – Integrative Validation IVA. Institut für IVA, Marienau (unveröffentlicht).

Richard N (1999): Integrative Validation. Lehrfilm. Vincentz Verlag, Hannover.

Zemlin C, Müller-Hergl C (2008): DCM in der Vitanas Gruppe: Mitarbeiter werden zu internen Experten. In: Altenheim, 47 (1), S. 36 –38.

Zemlin C, Radzey B (2014): Biografie, psychobiografisches Pflegemodell nach Böhm und DCM. In: Riesner C (Hrsg.): Dementia Care Mapping (DCM). Evaluation und Anwendung im deutschsprachigen Raum. Huber Verlag, Bern.

Register

MIX

Papier | Fördert
gute Waldnutzung

FSC® C083411

Zeitfracht Medien GmbH
Ferdinand-Jühlke-Straße 7
99095 Erfurt, Deutschland
produktsicherheit@kolibri360.de